オールカラー
家庭の医学

ウルトラ図解

アルコール依存・薬物依存

病気を理解して、正しい治療につなげる

監修 樋口 進 独立行政法人国立病院機構
久里浜医療センター　名誉院長

法研

はじめに

〜改善への糸口を見つけるために〜

アルコールや薬物で困っている人はたくさんいるでしょう。実際、わが国にはアルコール依存症者が50〜100万人いるといわれています。また、アルコールにより保健指導の必要な人は300万人を超えると推計されています。一方、違法性薬物に関しては、覚醒剤と大麻が最も大きな問題です。とくに、大麻の乱用者は急激に増えています。それに加えて、睡眠薬や精神安定剤といった処方薬や風邪薬などの市販薬の乱用者も大きな問題になっています。さらに悪いことに、乱用薬物の種類が増えてきています。このような本人の問題に加えて、周囲の人も大変困っています。私も依存専門外来を担当していますが、本人の問題に振り回され、かつ改善の糸口が見えない家族の悲痛な声を頻繁に聞いています。

本書はこのような本人や家族などのために作成されました。依存をめぐる問題やその対応方法は往々にして漠然として、わかりづらいといわれています。本書はその点を踏まえ、読者目線に沿って編集してあります。ページをめくっていただくとわかりますが、見開きの左のページは図や表、右のページにはその解説が載せてあります。図・表にはわかりやすい解説がつけられ、読者の理解が進む工夫がなされています。

本書の内容については以下の通りです。扱う依存物質としてアルコールを主に取り上げています。加えて、処方薬・市販薬を含めた薬物とニコチンについて解説しています。内容では、まずすべての物質に関して、最近の依存の捉え方、脳内の依存メカニズム、合併する心の問題を取り上げています。次いで、アルコール依存の進み方や薬物依存の特徴について解説しています。最後に最も重要な項目である、どのようにして回復に繋げるかを詳しく説明しています。当然のことながら、この中には家族の適切な対応方法も含まれています。

アルコールや薬物依存に対する考え方や治療方法はかなり変革を遂げてきています。例えば、新しい国際疾病分類（ＩＣＤ－11）は、他者からの害を重視しています。つまり、本人の物質使用により周囲が健康問題を引き起こした場合、本人に診断をつけることが可能となりました。また、断酒に加えて減酒がアルコール依存症の治療目標に加えられ、そのための治療薬も開発されました。本書では、このような最新の知見も網羅しています。

編者として、本人、その家族のみならず一般の方々や専門家に、アルコール・薬物問題に関する情報をわかりやすく提供できる一冊として謹んで本書を推薦します。

令和６年１月

独立行政法人国立病院機構久里浜医療センター
ＷＨＯ 物質使用・嗜癖行動研究研修協力センター
樋口 進

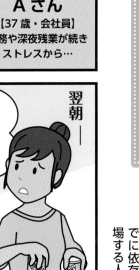

すでに踏み込んでいる⁉ 依存への道

アルコール依存になるほど飲酒はしていない、薬物依存になどなるわけがないと思っていても、じつは、すでに依存に続く道に踏み込んでいることも。ここに登場する人々は、決して珍しい存在ではありません。

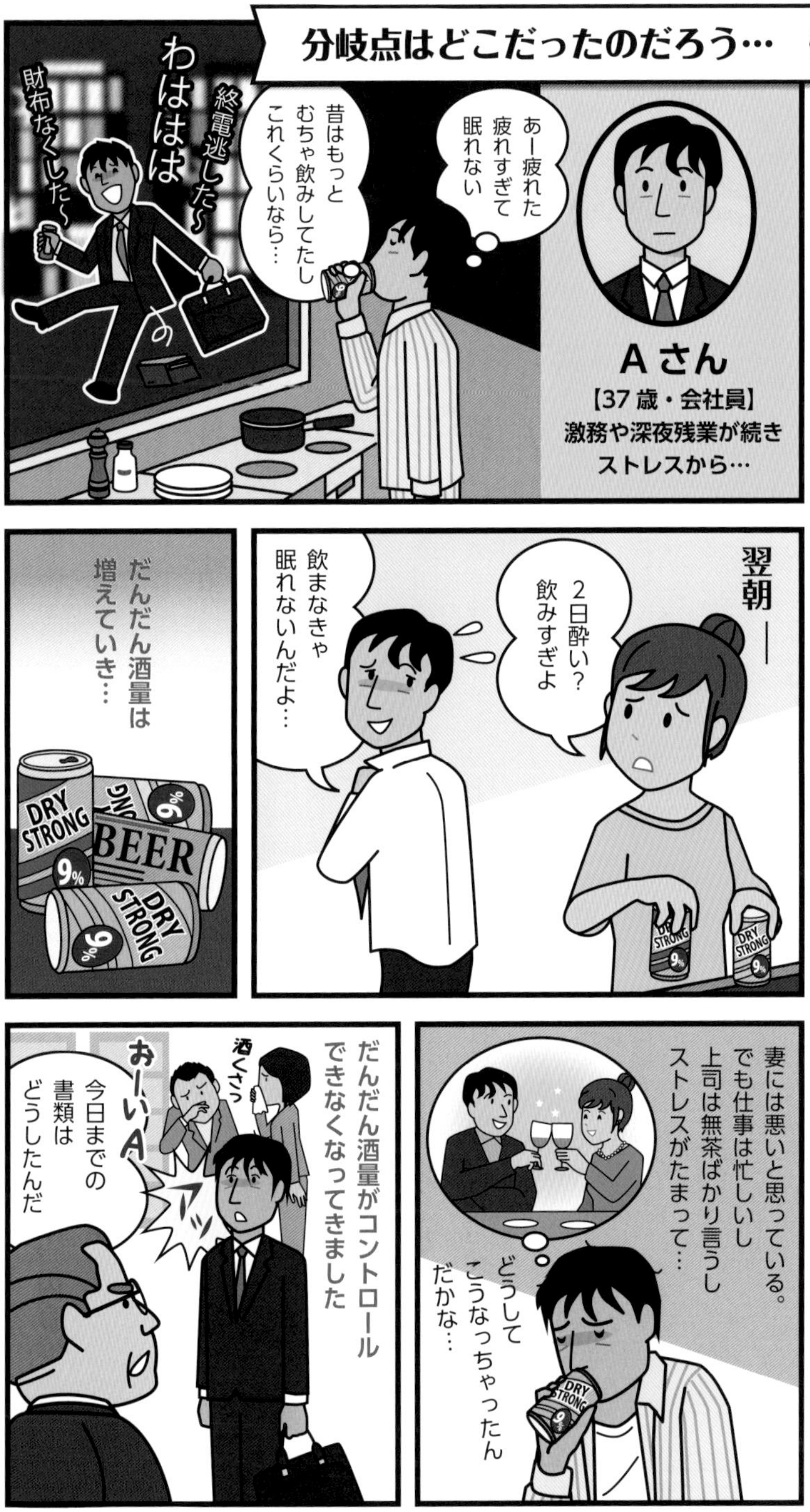
分岐点はどこだったのだろう…
Aさん
【37歳・会社員】
激務や深夜残業が続き
ストレスから…
あー疲れた 疲れすぎて 眠れない
昔はもっと むちゃ飲みしてたし これくらいなら…
わははは
終電逃した〜
財布なくした〜
翌朝——
2日酔い？ 飲みすぎよ
飲まなきゃ 眠れないんだよ…
だんだん酒量は 増えていき…
DRY STRONG 9%
BEER
妻には悪いと思っている。でも仕事は忙しいし 上司は無茶ばかり言うし ストレスがたまって…
どうして こうなっちゃったんだかな…
だんだん酒量がコントロールできなくなってきました
おーいA
今日までの 書類は どうしたんだ
酒くさっ
アッ

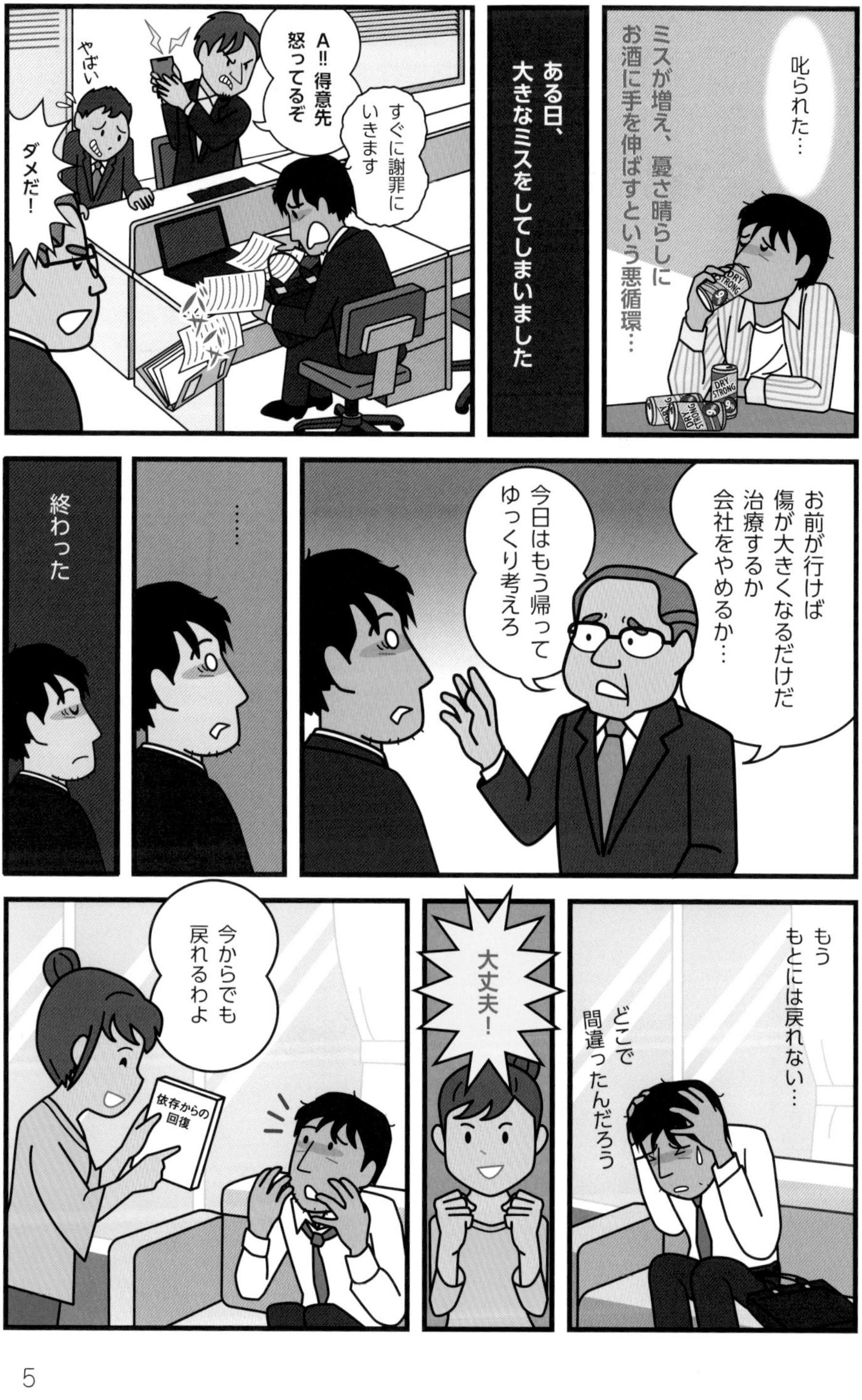

叱られた…
ミスが増え、憂さ晴らしに
お酒に手を伸ばすという悪循環…
DRY STRONG
ある日、
大きなミスをしてしまいました
A!! 得意先怒ってるぞ
すぐに謝罪にいきます
やばい
ダメだ!
お前が行けば傷が大きくなるだけだ 治療するか会社をやめるか…
今日はもう帰ってゆっくり考えろ
……
終わった
もう もとには戻れない…
どこで間違ったんだろう
大丈夫!
今からでも戻れるわよ
依存からの回復

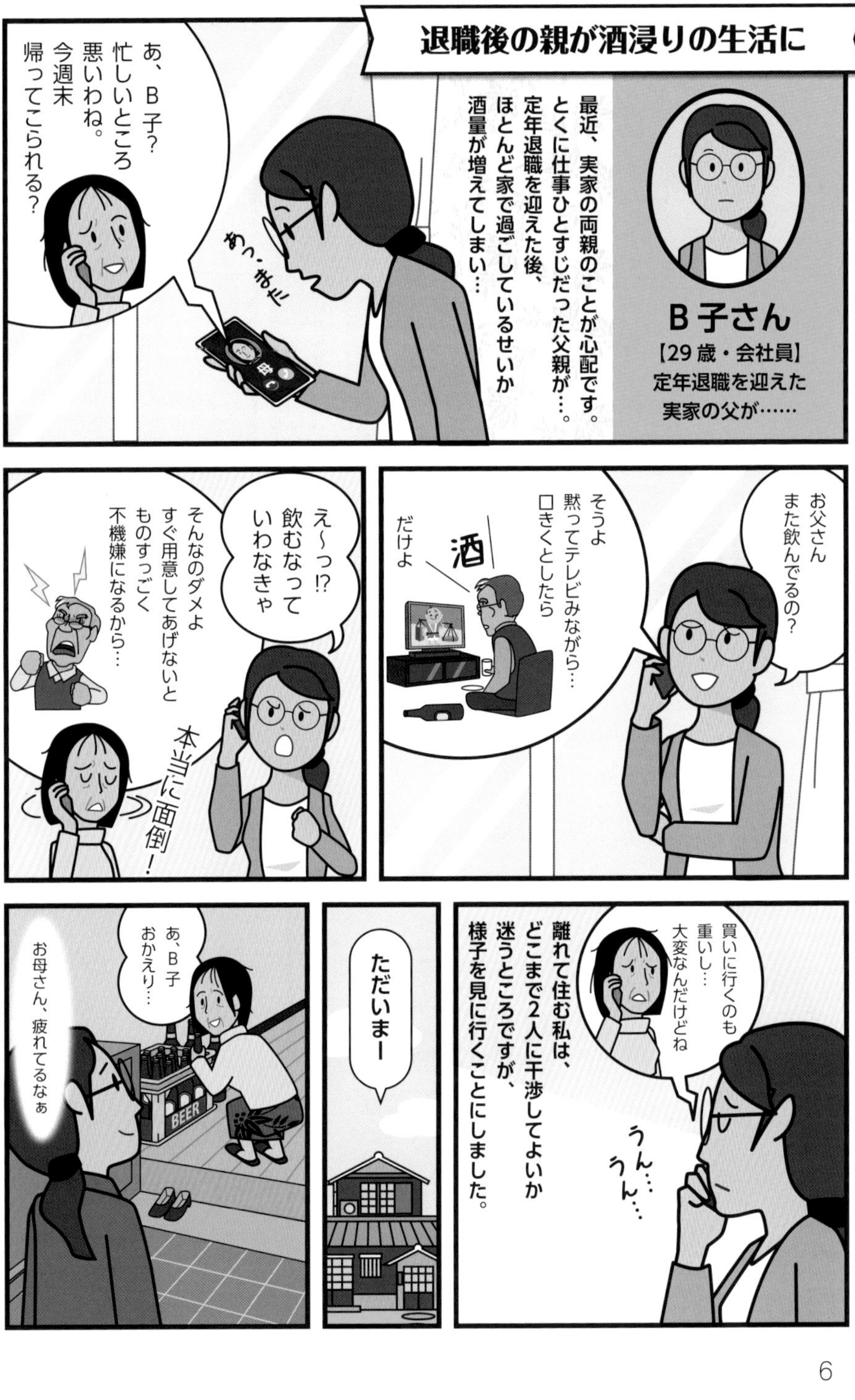
退職後の親が酒浸りの生活に
B子さん
【29歳・会社員】
定年退職を迎えた実家の父が……
最近、実家の両親のことが心配です。とくに仕事ひとすじだった父親が…。定年退職を迎えた後、ほとんど家で過ごしているせいか酒量が増えてしまい…
あっ、また
母
あ、B子? 忙しいところ悪いわね。今週末帰ってこられる?
お父さん また飲んでるの?
そうよ 黙ってテレビみながら… 口きくとしたら
酒
だけよ
え〜っ!? 飲むなって いわなきゃ
そんなのダメよ すぐ用意してあげないと ものすっごく 不機嫌になるから…
本当に面倒!
買いに行くのも 重いし… 大変なんだけどね
離れて住む私は、どこまで2人に干渉してよいか迷うところですが、様子を見に行くことにしました。
うん… うん…
ただいまー
あ、B子 おかえり…
BEER
お母さん、疲れてるなぁ

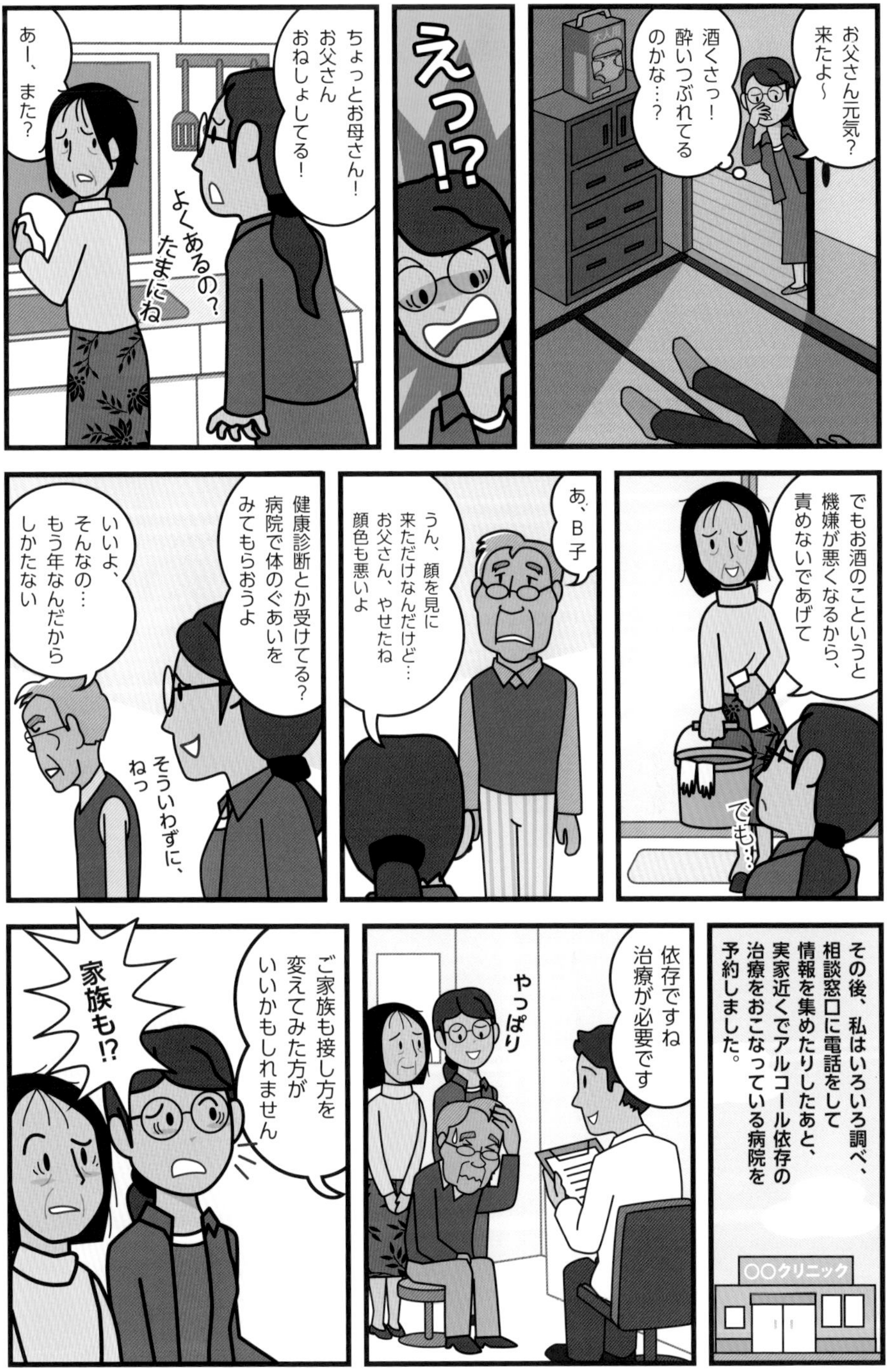
お父さん元気？
来たよ～
酒くさっ！
酔いつぶれてるのかな…？
えっ!?
ちょっとお母さん！
お父さん
おねしょしてる！
あー、
また？
よくあるの？
たまにね
でもお酒のことというと
機嫌が悪くなるから、
責めないであげて
でも…
あ、B子
うん、顔を見に
来ただけなんだけど…
お父さん、やせたね
顔色も悪いよ
健康診断とか受けてる？
病院で体のぐあいを
みてもらおうよ
いいよ、
そんなの…
もう年なんだから
しかたない
そういわずに、
ねっ
その後、私はいろいろ調べ、
相談窓口に電話をして
情報を集めたりしたあと、
実家近くでアルコール依存の
治療をおこなっている病院を
予約しました。
〇〇クリニック
依存ですね
治療が必要です
やっぱり
ご家族も接し方を
変えてみた方が
いいかもしれません
家族も!?

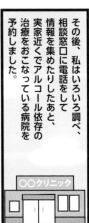

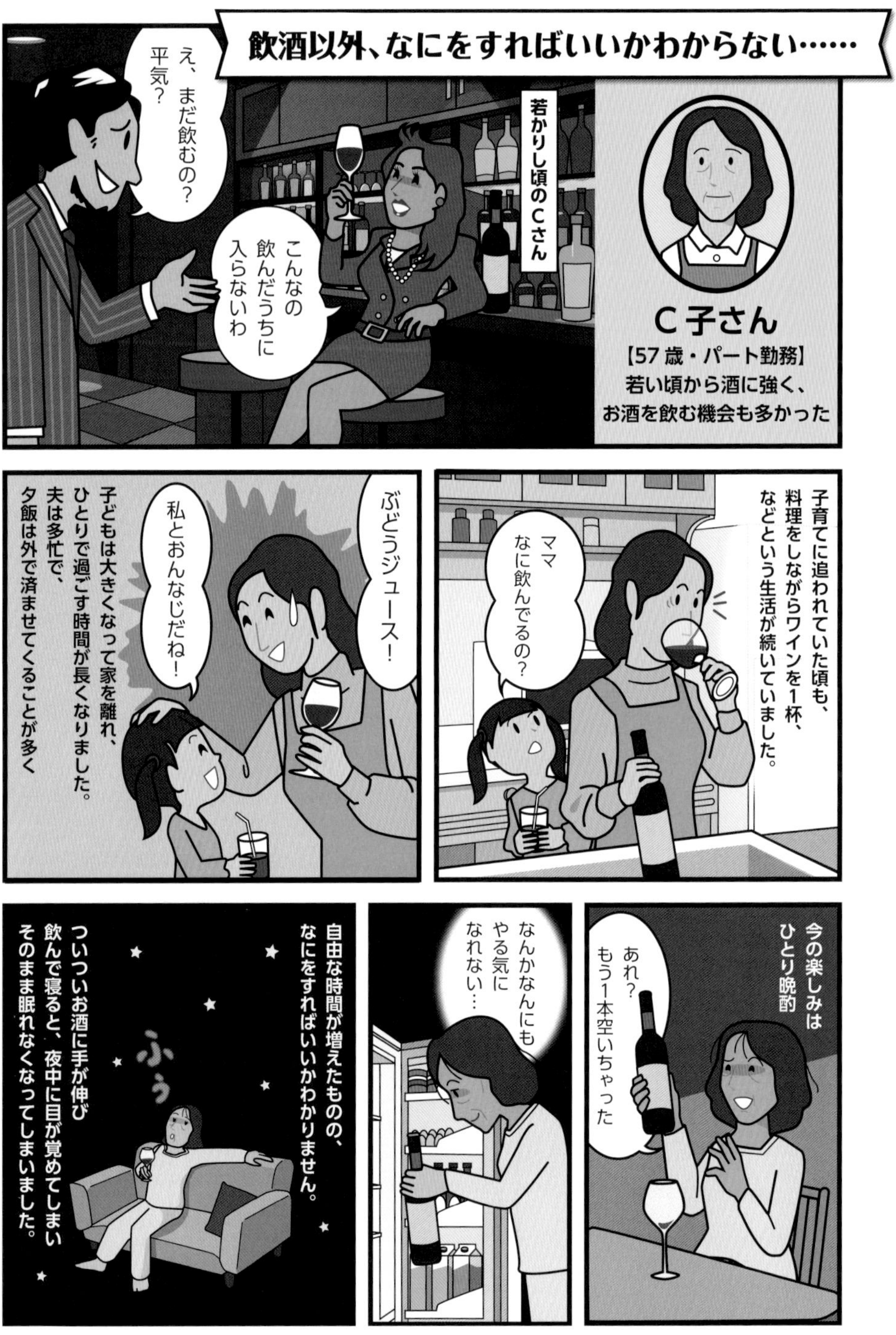

飲酒以外、なにをすればいいかわからない……
C子さん
【57歳・パート勤務】
若い頃から酒に強く、お酒を飲む機会も多かった
若かりし頃のCさん
え、まだ飲むの？平気？
こんなの飲んだうちに入らないわ
子育てに追われていた頃も、料理をしながらワインを1杯、などという生活が続いていました。
ママなに飲んでるの？
ぶどうジュース！
私とおんなじだね！
子どもは大きくなって家を離れ、ひとりで過ごす時間が長くなりました。夫は多忙で、夕飯は外で済ませてくることが多く
今の楽しみはひとり晩酌
あれ？もう1本空いちゃった
なんかなんにもやる気になれない…
自由な時間が増えたものの、なにをすればいいかわかりません。
ふぅ
ついついお酒に手が伸び飲んで寝ると、夜中に目が覚めてしまいそのまま眠れなくなってしまいました。

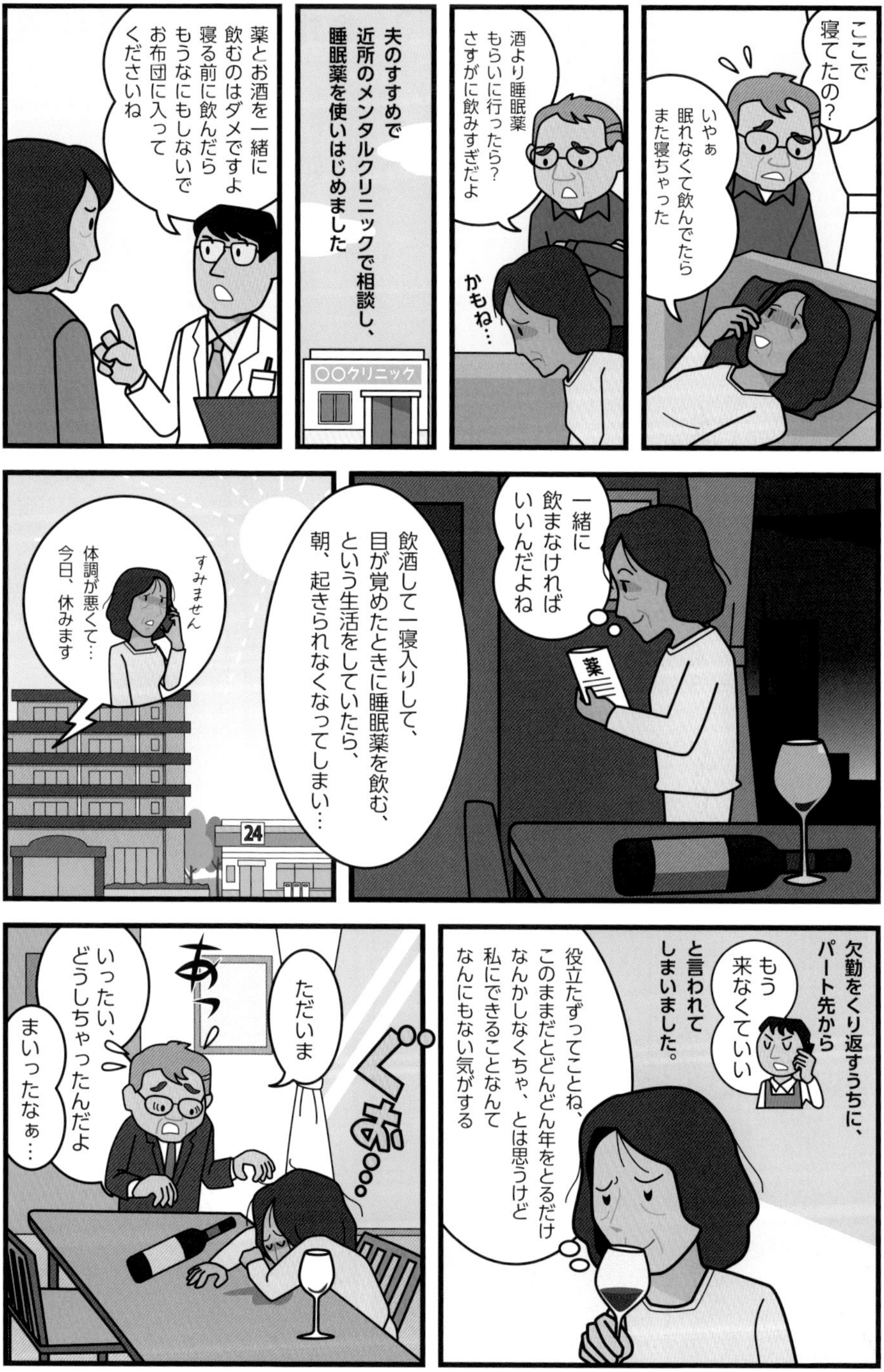
ここで寝てたの？
いやぁ 眠れなくて飲んでたらまた寝ちゃった
酒より睡眠薬もらいに行ったら？ さすがに飲みすぎだよ
かもね…
夫のすすめで近所のメンタルクリニックで相談し、睡眠薬を使いはじめました
○○クリニック
薬とお酒を一緒に飲むのはダメですよ 寝る前に飲んだらもうなにもしないでお布団に入ってくださいね
一緒に飲まなければいいんだよね
薬
飲酒して一寝入りして、目が覚めたときに睡眠薬を飲む、という生活をしていたら、朝、起きられなくなってしまい…
すみません 体調が悪くて… 今日、休みます
24
欠勤をくり返すうちに、パート先から
もう来なくていい
と言われてしまいました。
役立たずってことね、このままだとどんどん年をとるだけなんかしなくちゃ、とは思うけど私にできることなんてなんにもない気がする
ぐぉぉ…
ただいま
あっ
いったい、どうしちゃったんだよ
まいったなぁ…

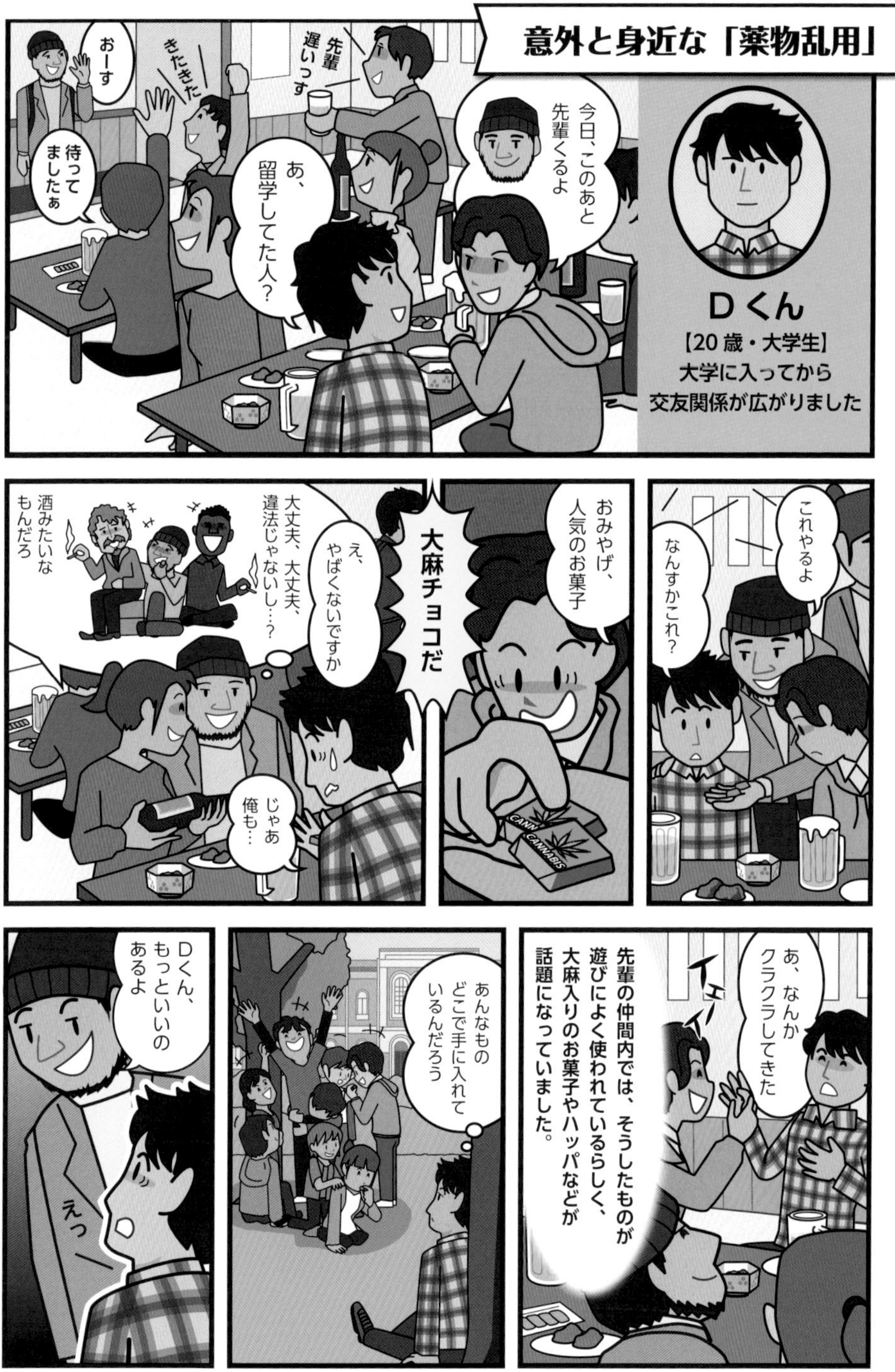
意外と身近な「薬物乱用」
Dくん
【20歳・大学生】
大学に入ってから
交友関係が広がりました
今日、このあと先輩くるよ
あ、留学してた人？
先輩遅いっす
きたきた
おーす
待ってましたぁ
これやるよ
なんすかこれ？
おみやげ、人気のお菓子
CANNABIS
大麻チョコだ
え、やばくないですか
大丈夫、大丈夫、違法じゃないし…？
酒みたいなもんだろ
じゃあ俺も…
あ、なんかクラクラしてきた
イエーイ
先輩の仲間内では、そうしたものが遊びによく使われているらしく、大麻入りのお菓子やハッパなどが話題になっていました。
あんなものどこで手に入れているんだろう
Dくん、もっといいのあるよ
えっ

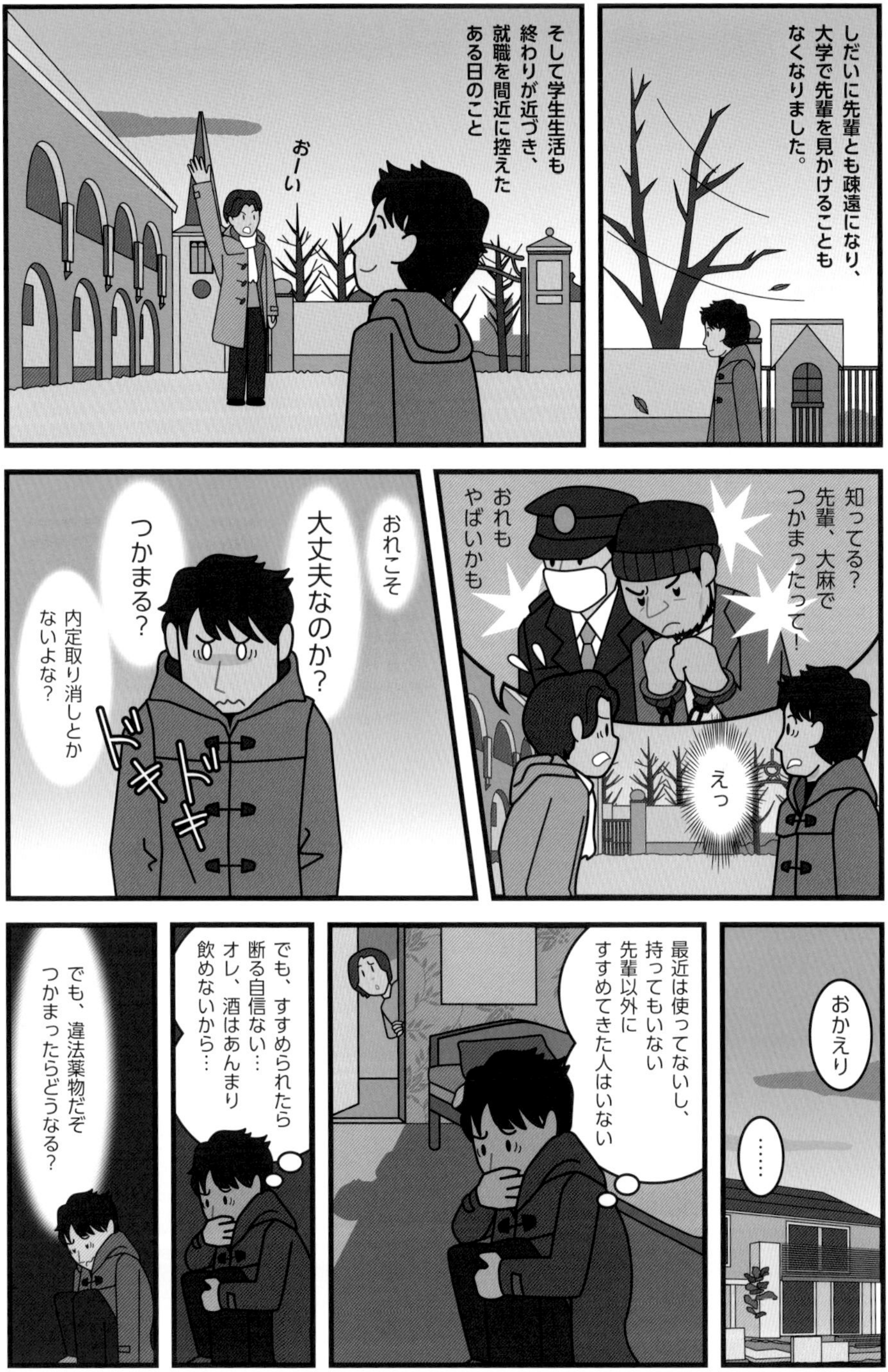
しだいに先輩とも疎遠になり、大学で先輩を見かけることもなくなりました。
そして学生生活も終わりが近づき、就職を間近に控えたある日のこと
おーい
知ってる？先輩、大麻でつかまったって！
おれもやばいかも
えっ
おれこそ大丈夫なのか？
つかまる？
内定取り消しとかないよな？
ドキドキ
おかえり
……
最近は使ってないし、持ってもいない先輩以外にすすめてきた人はいない
でも、すすめられたら断る自信ない…オレ、酒はあんまり飲めないから…
でも、違法薬物だぞつかまったらどうなる？

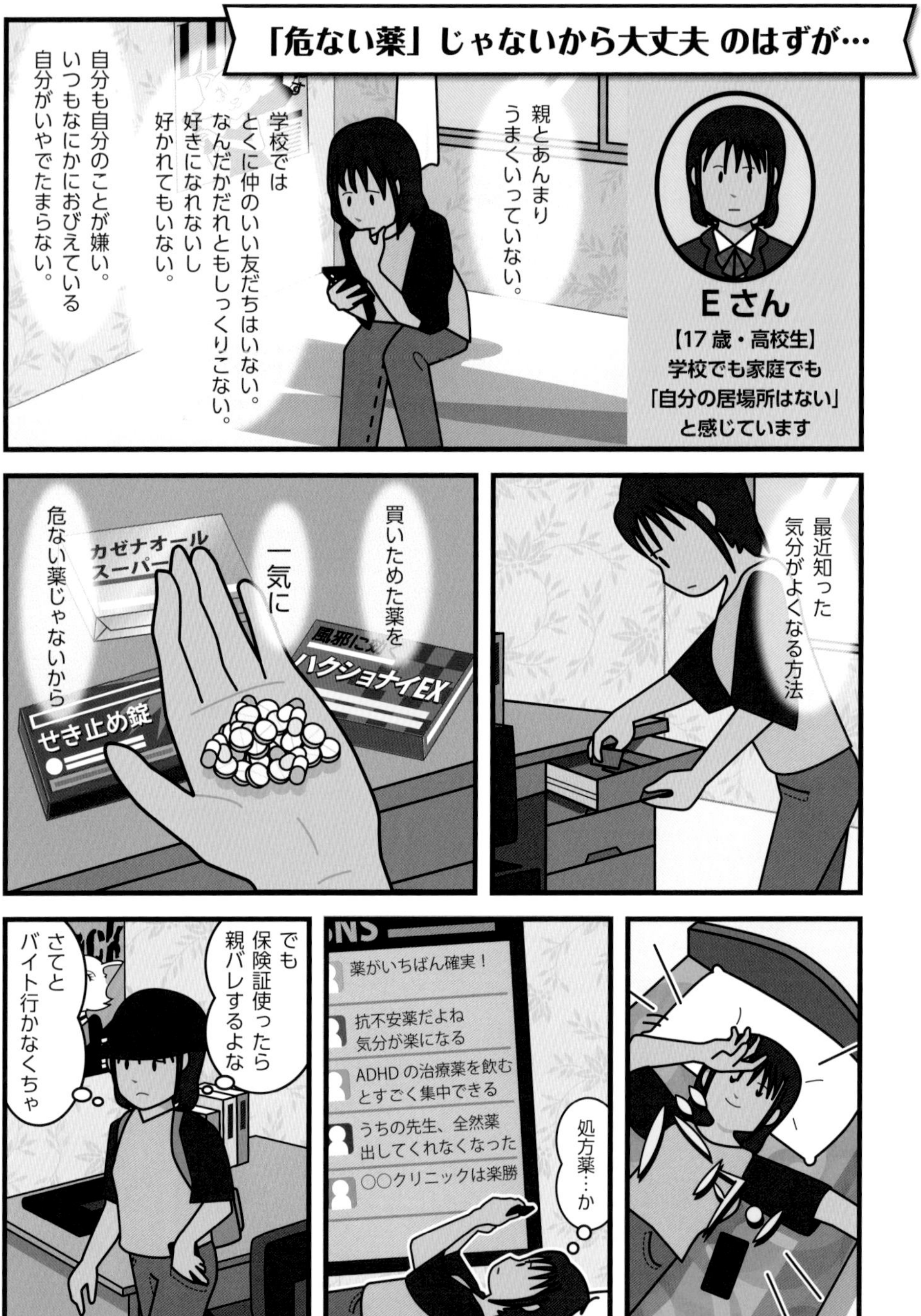
「危ない薬」じゃないから大丈夫 のはずが…
Eさん
【17歳・高校生】
学校でも家庭でも
「自分の居場所はない」
と感じています
親とあんまりうまくいっていない。
学校ではとくに仲のいい友だちはいない。なんだかだれともしっくりこない。好きになれないし好かれてもいない。
自分も自分のことが嫌い。いつもなにかにおびえている自分がいやでたまらない。
最近知った気分がよくなる方法
買いためた薬を
一気に
危ない薬じゃないから
カゼナオールスーパー
ハクショナイEX
せき止め錠
処方薬…か
薬がいちばん確実！
抗不安薬だよね 気分が楽になる
ADHDの治療薬を飲むとすごく集中できる
うちの先生、全然薬出してくれなくなった
○○クリニックは楽勝
でも保険証使ったら親バレするよな
さてとバイト行かなくちゃ

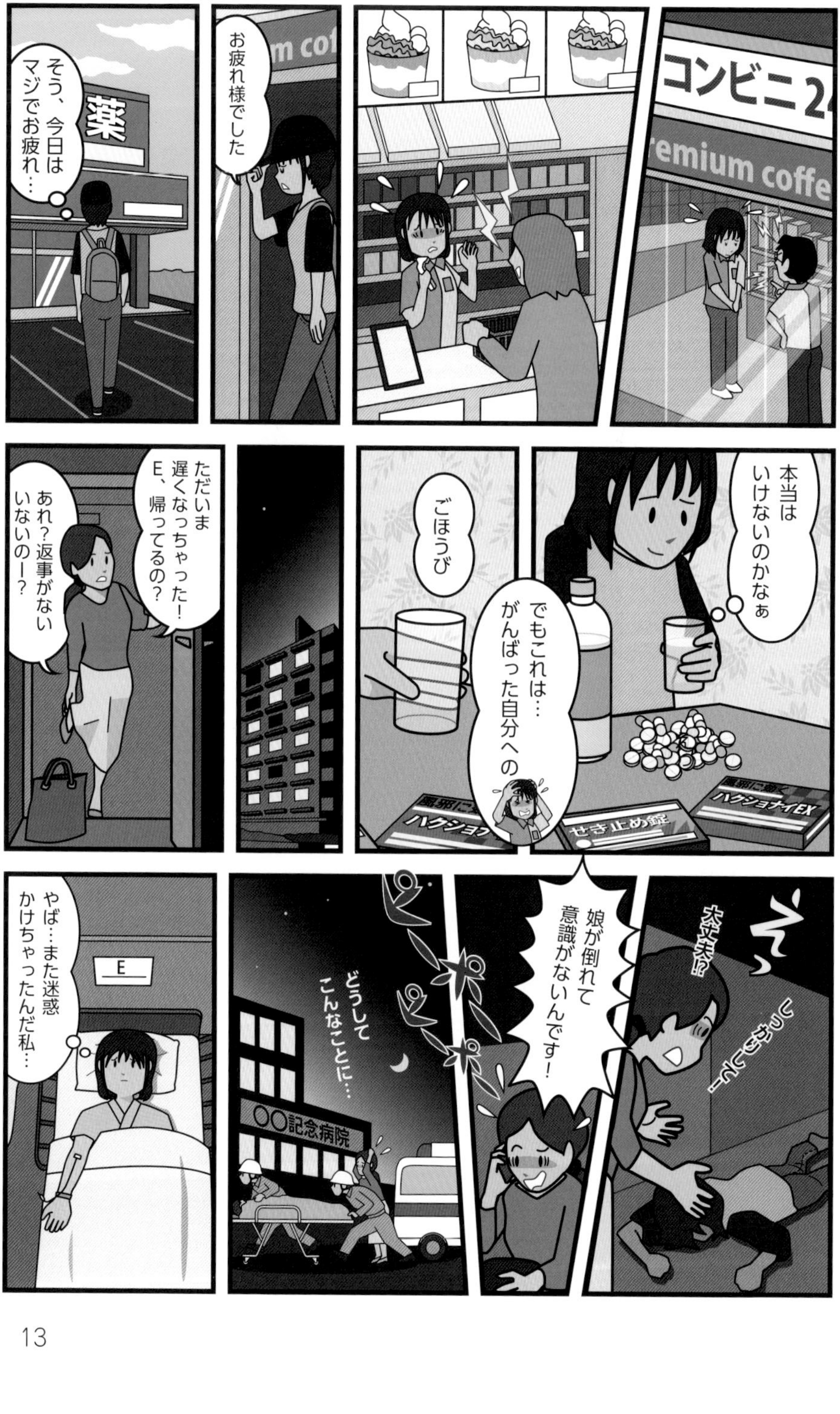
コンビニ24
remium coffe
お疲れ様でした
m co
そう、今日はマジでお疲れ…
薬
本当はいけないのかなぁ
でもこれは…がんばった自分への
風邪に効く ハクショナイEX
せき止め錠
ハクショナ
ごほうび
ただいま遅くなっちゃった！E、帰ってるの？
あれ？返事がないいないのー？
大丈夫⁉
しっかりしてー！
娘が倒れて意識がないんです！
ピーポーピーポー
どうしてこんなことに…
○○記念病院
やば…また迷惑かけちゃったんだ私…
E

第2章 アルコール依存の進み方

飲酒時に体内で起こること …… 54

「量が多いだけ」でも危険 …… 62

いつの間にかアルコール依存に …… 66

第3章 薬物依存の実態と特徴

第4章 回復に向けた取り組み

【本文・図版デザイン】株式会社mashroom design
【イラスト】矢戸 優人【カバーイラスト】矢戸 優人
【編集協力】オフィス201

第１章

どこから「依存」が始まるのか

依存はある日突然、発症する病気ではありません。「いつでもやめられる」と思って飲んだり、使ったりするうちにいつのまにか、アルコールや薬物への依存を強めていくのです。依存になどならないと思っているかもしれませんが、もうすでに「始まっている」可能性もあります。

変化してきた「依存症」のとらえ方

依存はくり返すうちに生じるもの

「依存」という言葉は一般に、自分とは別のものに頼って生きている、生活しているという意味で使われていますが、医学的な意味での「依存」は少し違います。なにか特定のものをくり返し使用するうちに、やめようとしてもやめられず、生活に支障をきたすようになった状態を「依存」といいます。

私たちはさまざまなものに囲まれ、利用しながら生きています。「生活必需品」という言葉があるように、生活していくうえで欠かせないものも数多くあります。ただし、ほとんどのものは医学的な意味での依存の対象にはなりません。病的な依存が生じる可能性があるものの多くは、摂取すると脳の働きに大きな影響を与えるような「精神作用物質」です。

もっとも身近な精神作用物質は、酒類に含まれるアルコール、タバコに含まれるニコチンです。違法な薬物もありますが、治療薬として使用されている鎮痛薬や抗不安薬なども、依存の対象になりうる物質です。

いずれにしても、特定の物質の使用をくり返すうちに、それなしにはいられない状態になるのが依存です。一度使ったら依存の状態になる、というわけではありません。少なくとも合法的なものに関しては、ふだんの暮らしのなかで適正に使われている場合もあります。ただし、適正に使っていれば依存の状態にはならないともいえません。だんだんと使用量が増え、依存の状態に陥ることもあります。

なお、アルコール依存や薬物依存は、俗語で「アル中（アルコール中毒）」「ヤク中（薬物中毒）」などと呼ばれることもありますが、一回の使用でも起こりうる「中毒」とは別の状態です。

依存対象になりうるもの

精神作用物質にはさまざまな種類がありますが、大きくは、興奮作用があるもの、抑制作用があるもの、幻覚作用があるものの3つに分けられます。ただし、この3つに当てはまらないものに対して依存が生じることもあります。

興奮作用があるもの

脳を刺激して興奮させる作用をもつ。アッパー系ともいう

- **ニコチン**
- **コカイン**
- **精神刺激薬（覚醒剤など）**
- **合成カチノン**
- **カフェイン**

幻覚作用のあるもの

使用すると実際にはないものが見えたり、聞こえたりする

- **大麻**
- **合成カンナビノイド**
- **MDMAまたは関連薬物（MDAを含む）**
- **幻覚薬**
- **解離性薬物（ケタミン）**

抑制作用があるもの

脳の興奮を抑制し気分を鎮める作用がある。ダウナー系ともいう

- **アルコール**
- **鎮静薬、睡眠薬、抗不安薬**
- **オピオイド**
- **揮発性吸入薬**

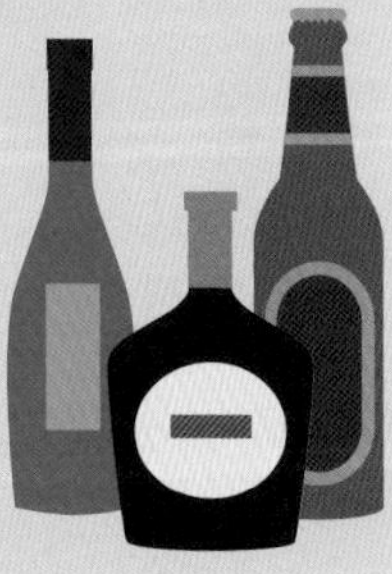

アルコールは神経活動を抑制させる薬物のひとつ

その他

- **他の特定される精神作用物質**（医薬品を含む）
- **複数の特定される精神作用物質**（医薬品を含む）
- **不明または特定不能の精神作用物質**
- **精神作用のない物質**
  （下剤、成長ホルモン、エリスロポエチン、特定の市販薬、民間療法薬など）

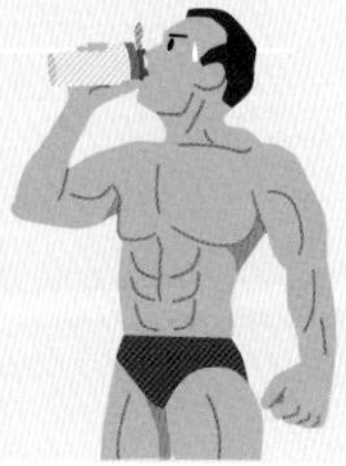

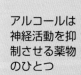

体重のコントロールや筋肉増強のために使われる薬などに対し、依存が生じることも

（物質の種類はICD-11による）

診断基準にみられる変化

「依存症」は、なにか特定の対象に依存している状態が続いているときにつけられる病名です。依存の対象が酒であればアルコール依存症、なんらかの薬物であれば薬物依存症といわれます。昔は「慢性中毒」などと呼ばれていましたが、世界保健機関（WHO）が定める「国際疾病分類（ICD）」で使われていた「依存症候群」を略して、「依存症」という病名で呼ばれるようになったと考えられます。今でも医療・支援の場や行政において「依存症」は病名として使われています。

ただし、冒頭でも示したようにICDの最新版（ICD－11）では、同じ状態を「物質使用症群」のひとつである「物質依存」としています。アルコールをはじめ、精神作用をもたらす物質の使用にはさまざまなリスクがあります。「依存」もそのひとつです。特定の物質に対して依存が形成されるリスクは、それを使わなければゼロ、使用する場合は量や頻度などが増えるほどリスクは高まっていきます。ある日突然、依存が生じるわけではなく、リスクの低い使い方からなだらかにつながるスペクトラム（連続体）であり、不適切な使用のくり返しの果てに「依存（物質依存）」に至るというとらえ方が示されています。

もうひとつの国際的な診断基準として、アメリカ精神医学会が定める「精神疾患の診断・統計マニュアル（DSM）」があります。その最新版（DSM－5－TR）でも、「依存症」という名称は使われていません。以前は「乱用」と「依存」が区別されていたのですが、現在は乱用と依存を線引きせず、「物質使用障害」としてとらえられるようになっています。

「依存症」という病名が誤りというわけではありませんが、診断基準が示す名称の変更により、「依存」は依存症とは別のもの。依存症の一歩手前の状態」などという誤解は減っていくかもしれません。

物質使用症群、物質使用障害、依存症の関係

いわゆる「依存症」は、医学上の正式名称としては物質使用症群のなかの「物質依存」、あるいは「物質使用障害」にあたります。

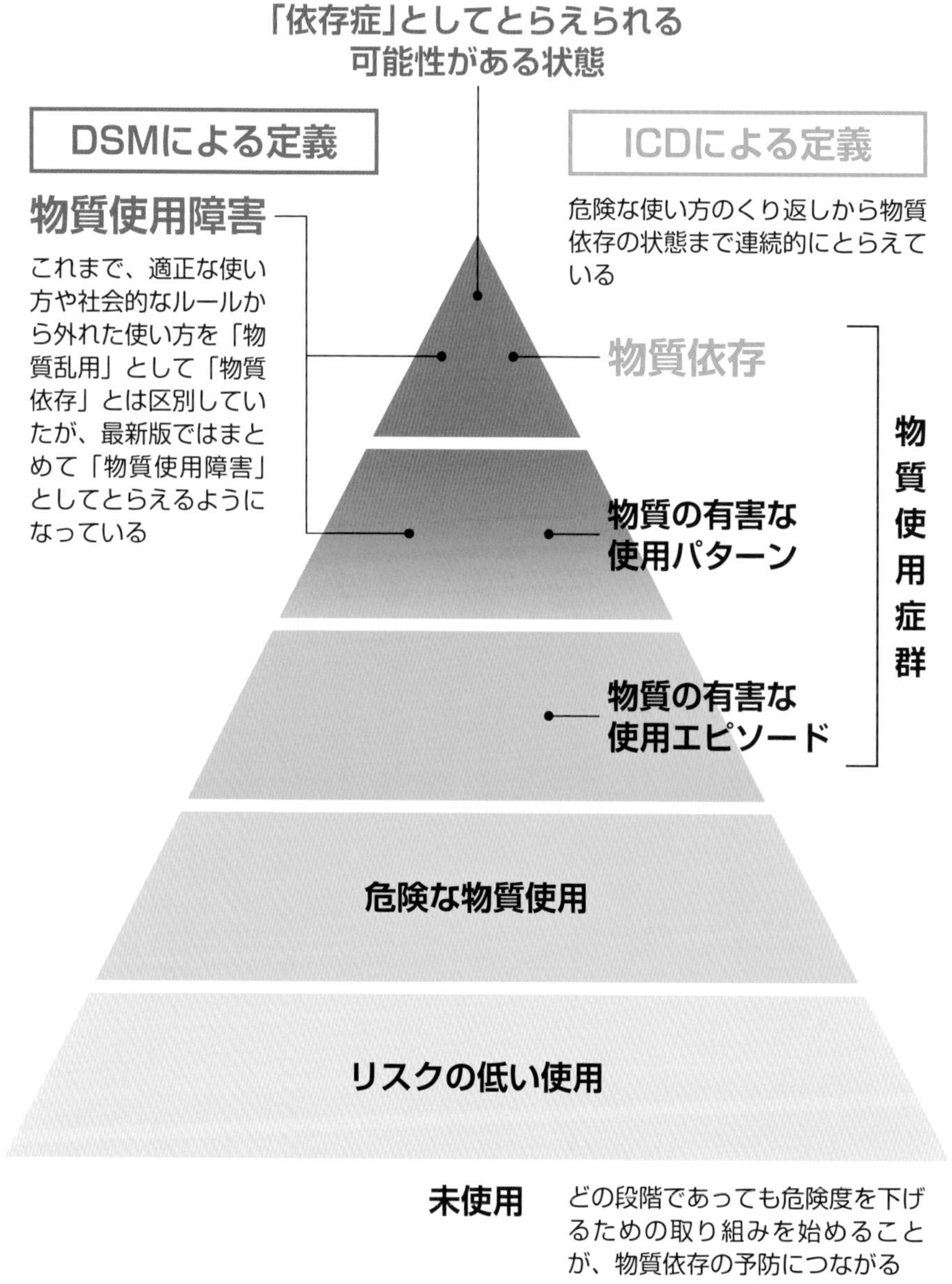
「依存症」としてとらえられる
可能性がある状態
DSMによる定義
物質使用障害
これまで、適正な使い方や社会的なルールから外れた使い方を「物質乱用」として「物質依存」とは区別していたが、最新版ではまとめて「物質使用障害」としてとらえるようになっている
ICDによる定義
危険な使い方のくり返しから物質依存の状態まで連続的にとらえている
物質依存
物質の有害な使用パターン
物質の有害な使用エピソード
物質使用症群
危険な物質使用
リスクの低い使用
未使用
どの段階であっても危険度を下げるための取り組みを始めることが、物質依存の予防につながる

対象は違っても「依存」には共通点がある

飲んだり吸ったり、ときには注射したりするなどして、精神作用に影響を与えるような薬物の摂取をくり返すうちに陥るのが物質依存、いわゆる依存症です。酒に含まれるアルコール、タバコに含まれるニコチンも薬理作用をもつ物質です。多くの場合、「渇望」といわれるような、飲みたい、吸いたい、使いたいという強い欲望、あるいは飲まなければ、吸わなければ、使わなければならないという強い焦燥感にかられ、物質の使用をくり返すようになります。

「やめようとしてもやめられず、生活に支障をきたすような状態」が依存であると述べましたが、診断基準にはより具体的に「依存」の状態が示されています。ICD-11が示す「物質依存」の診断基準は3項目にまとめられており、このうち2項目に当てはまれば「物質依存」としています。依存の対象となる物質は違っても、依存の状態に至ると、使用を自分でコントロールできなくなっていきます。どんな状況でも摂取し始め、「ほどほど」でやめられない。なんとしてでも依存対象となっているものを入手し、どんな弊害が生じていようが使い続ける。どんどん量が増え、使わないでいると苦しい離脱症状が現れるようになり、それを避けるためにまた使うようになっていくのです。アルコール依存、薬物依存に陥った人の様子が、診断項目の内容からも浮かび上がってきます。

DSM5では「物質使用障害」の診断基準として11項目が挙げられており、当てはまる項目数により、重症度のレベルが定められています。どこからが依存、あるいは依存症かという考えは示されていませんが、ICD-11が示す「物質依存」の項目の内容と重なるところも多く、重症の物質使用障害と、物質依存、そしていわゆる依存症は、ほとんど同じ状態ととらえられます。

「依存」が示す状態

依存対象となる物質は違っても、物質依存、
あるいは物質使用障害とされる状態には共通する点があります。
（それぞれの診断基準の文章を簡略化し、平易な表現にしています）

ICD-11による「物質依存」

3ヵ月以上にわたり、ほぼ毎日物質の使用をくり返しており、下記3項目のうち2項目以上当てはまる状態なら物質依存と考えられます。

- □ **使い方をコントロールできない**
  いつ始めるか、いつ終わりにするか、頻度や摂取量、状況に応じて控えるなどといったことができなくなる
- □ **それを使うことを、なによりも優先する**
  物質使用が生活の中心になり、どんな弊害が生じていても使い続ける
- □ **耐性や離脱症状がみられる**
  以前より多くの量を摂取しないと、同じ効果を得られなくなる（耐性）。物質を使用しないと不快な症状が現れる（離脱症状）。離脱症状が出ないように、使い続ける

DSM5による「物質使用障害」

下記の項目のうち当てはまるものが2～3項目なら軽症、4～5項目なら中等症、6項目以上なら重症の「物質使用障害」と考えられます。

- □ 使い始める前に考えていたより摂取量が増えたり、長期間使用したりする
- □ やめよう、量を減らそうと努力するが、失敗する
- □ 物質に関係した活動（入手、使用、影響からの回復）に費やす時間が増えている
- □ 物質使用への強い欲求や衝動がある（渇望）
- □ 物質使用の結果、社会的役割を果たせなくなっている
- □ 社会生活や対人関係の問題が生じているにもかかわらず、使用を続ける
- □ 物質使用のために重要な社会活動を犠牲にする
- □ 身体的に危険な状況でも使用をくり返す
- □ 心身に問題が生じているにもかかわらず、使用を続ける
- □ 使用をくり返すことで効果が弱まったり、使用量が増えたりしている（耐性）
- □ 中止や減量により、離脱症状が現れる

物質使用症群とはなにか

「依存」は物質使用症群のひとつの状態

ＩＣＤ－11が示す「物質使用症群」には、「物質依存」だけでなく、アルコールをはじめ、精神作用をもたらす物質を使うことで生じるさまざまな問題が含まれています。

使用をくり返すことで自分や周囲の人の心身の健康を害するような問題が生じているものの、「物質依存」の診断には当てはまらない状態なら、「物質の有害な使用パターン」とされます。また、アルコールや薬物の使用が問題を生じさせたことは明らかなものの、常用しているかどうかわからない場合には、「物質の有害な使用エピソード」として、やはり使用症群のひとつとされます。

アルコールや薬物の過量摂取による中毒や、常用していた物質をやめたときに起こる離脱症状、物質を使ったことで現れるさまざまな精神症状や行動にみられる異変も、使用症群ととらえます。

中毒は1回かぎりの使用でも生じますが、常用していても、大量に使用すれば起こりえます。精神、行動の異変は、1回かぎりの使用で起こることもあれば、常用しているとき、あるいは離脱時に生じることもあります。

ＩＣＤ－11では、物質使用症群とは別に、「危険な使用」も取り上げられています。現時点では心身の健康を害するような問題は生じていないものの、物質の使用量が多い、使用頻度が高いなど、使い方に問題がある場合です。周囲が指摘をしても「健康だから」などと放置されることが多いのですが、そのまま使い方を変えなければ、いずれは使用症群に当てはまる状態になり、有害な使用パターンや、物質依存へと移行していくおそれがあります。

物質使用症群に含まれる主な状態

物質の不適切な使用は、依存だけでなくさまざまな問題を引き起こします。

物質依存

コントロール不能、なによりも優先、耐性・離脱あり（→ P27）

物質の有害な使用パターン

物質使用により、自他の心身の健康を損なう健康問題が起きているが、依存とは診断できない状態

物質の有害な使用エピソード

1回の使用で身体的あるいは精神的障害を引き起こしている、または他者に害を与えているが、使用歴や使用状況についての情報が得られない

物質離脱

ずっと使用してきたものを急にやめたり、急に量を減らしたりしたときに生じる神経精神症状

吐き気・嘔吐、ふるえ、発汗などの自律神経症状、不安、イライラ、音や光への過敏症、幻覚などの精神症状、けいれん発作など

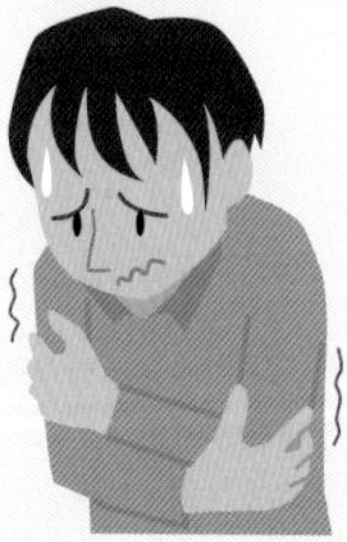

危険な物質使用

具体的な弊害は現れておらず「使用症群」には当てはまらないが、使用量や使用頻度が高いなど、問題のある使い方がみられる状態

物質中毒

物質使用によって心身に生じる一時的な障害。ときに命に危険が及ぶこともあるが、物質が排泄されれば回復する

その他

物質誘発性せん妄（中毒を起こしたときや離脱時にみられる注意・意識の障害）、物質誘発性精神症（中毒や離脱の最中、直後に現れる精神症状、妄想、幻覚、支離滅裂な思考、意味不明の行動）、物質誘発性気分症、不安症、衝動制御症など

まわりの人への影響も「害」のひとつ

アルコールや精神作用物質の使用による心身の健康問題は、基本的には使用者自身に生じるものですが、使用者だけにとどまらないこともあります。物質使用症群が示す「物質の有害な使用パターン」や、「物質の有害な使用エピソード」は、使用者自身だけでなく、他者がなんらかの健康被害を受けることも含めて「有害」としています。

たとえば喫煙が健康を損なう要因になることは、よく知られています。使用者自身への影響はもとより、まわりの人がタバコの煙（副流煙）を吸い込んで、呼吸器疾患がひどくなるなどということが生じることもあります。

飲酒の影響で起こりやすくなる肝機能の低下などの身体的な健康問題は、使用者自身が被る害ですが、飲酒運転をして事故を起こし、他者を害するといったこともあります。飲酒運転をした本人にけがはなくても、有害な使用にあたります。飲酒や薬物使用時に人が変わったようになり、暴力をふるってだれかにケガを負わせたりするのも同様です。使用者がさまざまな問題を引き起こすためにパートナーや家族が心労をかかえ、心のバランスを失うこともあります。また、物質使用をなによりも優先するあまり、使用者自身が社会的、職業的な責務や、家族としての役割を果たせなくなることもあります。使用者の保護を必要とする子どもなどがいる場合、子どもの心身の健康が損なわれる事態も起きかねません。こうした場合も、有害な使用ととらえられます。

「物質の有害な使用パターン」と「物質依存」は診断上区別されています。物質依存は、他者への害の有無ではなく、使用者自身の状態をみて診断されるものです。しかし、物質の不適切な使用によってもたらされる弊害は連続性があります。依存の状態においても、使用者自身のみならず、他者の心身の健康が損なわれていることも多いといえます。

使用者以外に「害」が及ぶことも

アルコールや依存性のある薬物の使用をくり返していれば、
さまざまな弊害が生じます。使用者本人だけでなく、
周囲の人にも悪影響が及ぶことが少なくありません。

使用者本人に及ぶ害

- 精神疾患の合併
- さまざまな臓器障害(とくにアルコールの長期使用)。喫煙は発がんリスクを高める
- 物質使用時に判断力、注意力、理性が低下することから、事故や犯罪の加害者あるいは被害者になるリスクが高まる。ものをなくす、壊すなど経済的損失も

社会的な問題

- 本人の体調不良やけがなどにより生産性が低下したり、社会的な役割を果たせなくなったりする

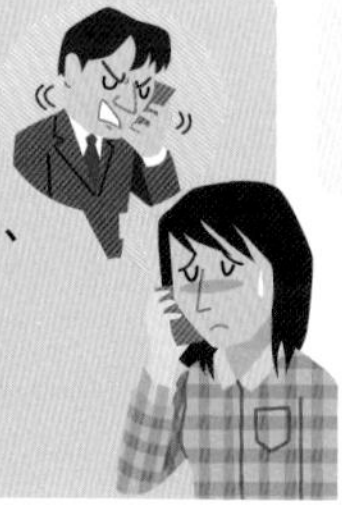

他者に及ぶ害

- 物質の影響下にある使用者からDVや虐待などの被害を受けることがある
- 使用者の喫煙によって発生する副流煙による健康被害
- 妊産婦の飲酒が及ぼす胎児・新生児への悪影響
- 使用者が役割を失うことによる心労の増加

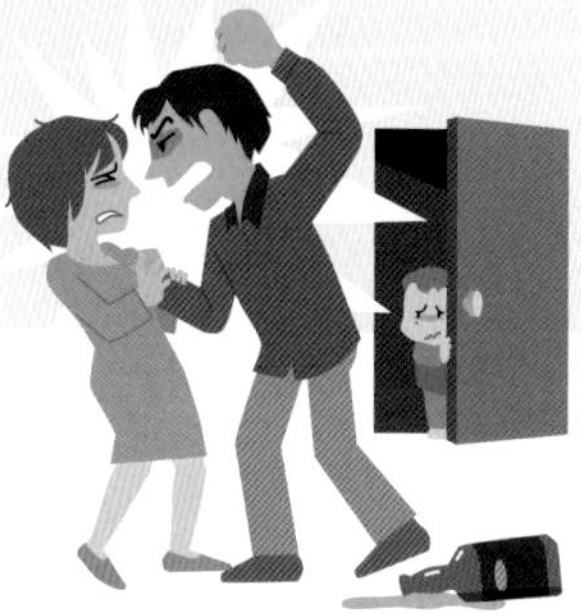

最も有害な物質はアルコール!?

医学雑誌『Lancet』に掲載されたイギリスの研究では、アルコールは、使用している本人、または周囲の人にもっとも多くの悪影響をもたらす物質とされています。

各種薬物の有害性スコア
(David J Nuttら。Lancet.2010 Novによる)

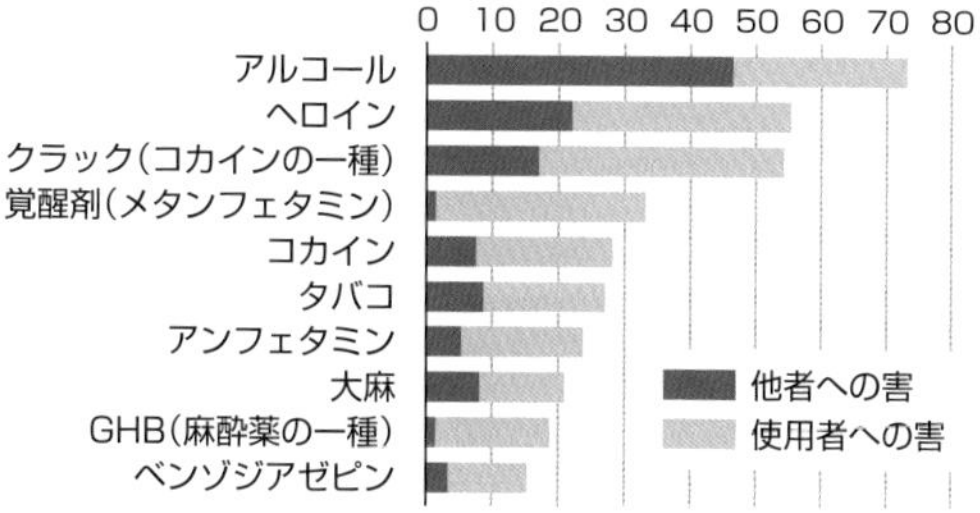

なぜ、特定の「もの」にはまるのか

脳の働き方に変化が起こる

アルコールを含め、依存性のある物質を使い始めたときには、それに依存するようになるとは思っていなかった人が大半でしょう。しかし、使用をくり返すうちに、脳の働き方に変化が生じます。

ポイントとなるのは、「報酬系」と呼ばれる脳内の神経回路の活性化です。食欲、性欲などの生理的欲求が満たされる、勉強やスポーツ、仕事などで成果を上げ、それを認められるなどということがあると、それが刺激となってドパミンの放出量が増えます。ドパミンは快感をもたらす神経伝達物質です。快感を得られる行動を学習した脳は、さらなる快感を求めて、同じ行動に励もうとします。こうして活性化していく脳内の回路が「報酬系」です。

仕事などであれば行動に励むのはよいことなのですが、問題はアルコールを含め、依存性のある物質の多くは直接的、あるいは間接的にドパミンを増やす働きがある点です。酒を飲む、薬を使うといった行動によりドパミンの放出が増え、「報酬系」が活性化しやすくなると、次も飲もう、使おうという行動の強化につながりやすくなります。

依存性物質による快感刺激を何度か経験するうちに、さらなる変化が生じます。使用を中断すると、ストレス反応や不快な反応が起こりやすくなり、そこから逃れたいという思いが、再使用という行動の強化をまねくのです。使用をくり返すうちに、理性を司る大脳の前頭前皮質にも変化が及びます。快感刺激をもたらしてくれるものに対して、渇望といわれるような強い使用欲求にかられ、衝動をコントロールできずに再使用を重ね、やめたくてもやめられない「依存」の状態になっていくのです。

脳内でつくられる依存の悪循環

依存性薬物による報酬系の活性化、使用中断による不快感、
強い使用欲求とそれをコントロールする力の弱まりが
依存の悪循環を生み出します。

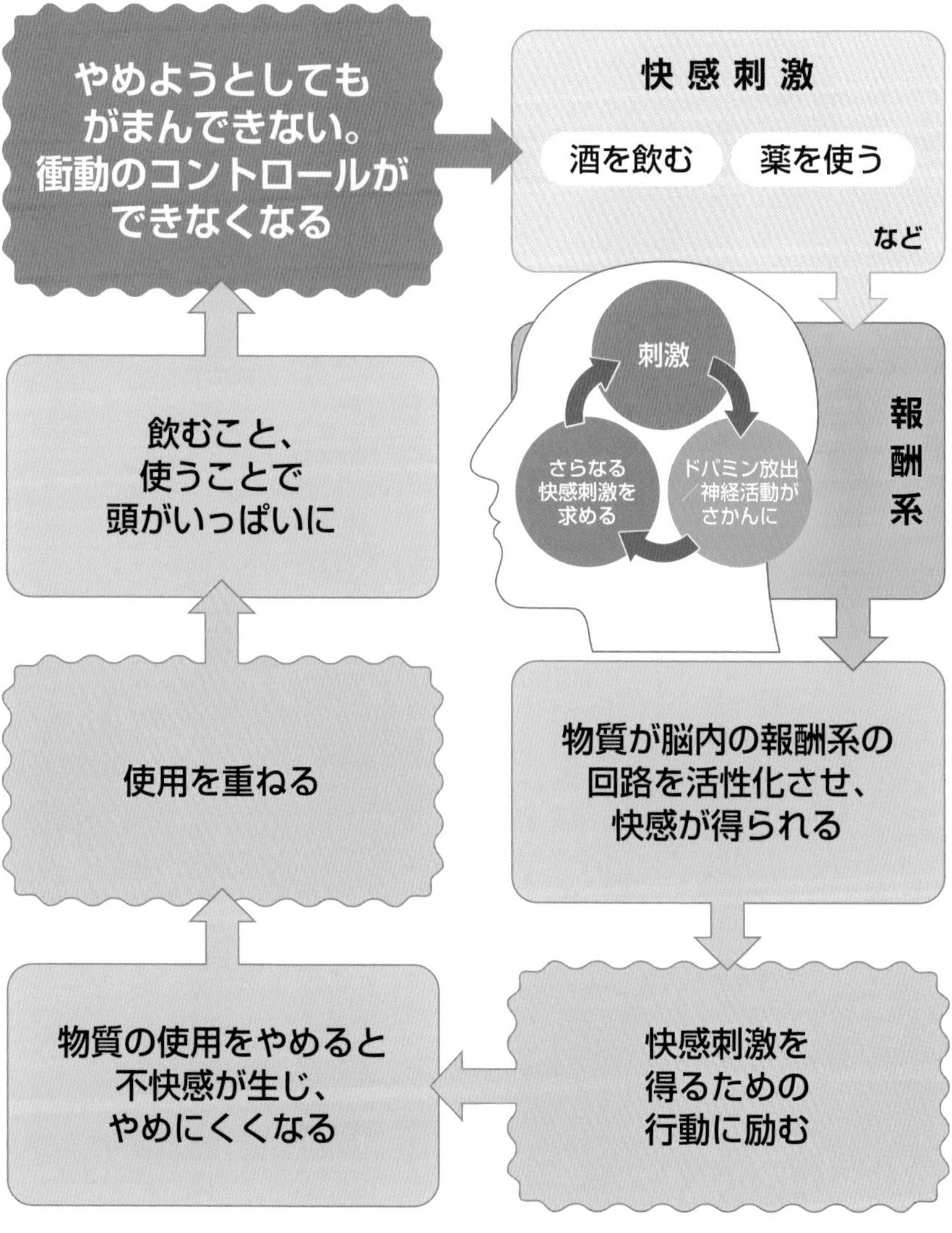

快感刺激
酒を飲む
薬を使う
など
報酬系
刺激
ドパミン放出／神経活動がさかんに
さらなる快感刺激を求める
物質が脳内の報酬系の回路を活性化させ、快感が得られる
快感刺激を得るための行動に励む
物質の使用をやめると不快感が生じ、やめにくくなる
使用を重ねる
飲むこと、使うことで頭がいっぱいに
やめようとしてもがまんできない。衝動のコントロールができなくなる

心の依存、体の依存が生む悪循環

先に示したとおり、アルコールを含め依存性のある物質は報酬系の活性化をもたらし、それが次の使用を促します。使用をくり返すうちに、「『報酬』を得られるかもしれない」と予測されるような刺激(手がかり刺激)が加わるだけでドパミンの放出が増えるようになります。以前使用した場所、いっしょに使用した人、使用したときの心理状態などが手がかり刺激の代表例です。

一方で、特定の物質の使用がくり返されるうちに、物質の使用によって放出されるドパミンの量は減り、また神経細胞のドパミン受容体の働きは悪くなっていきます。つまり、報酬系は活性化しにくくなり、以前と同じように使っているだけでは快感を得にくくなります。この現象は「報酬欠乏」といわれます。また、その対象物質を使わずにいると、強いストレスを感じやすくなります。不安になったり、イライラしたりと不快な気分が続き、「飲みたい」「使いたい」という対象物質への渇望がみられるようになります。前頭前野の働きにも障害が現れ、使用をコントロールする力が弱まり、結果的に飲むこと、使うことをくり返すようになります。これは「心の依存(精神依存)」が形成された状態ととらえられるでしょう。

特定の物質を常用するようになると、脳はその物質がつねに体内にある状態に適応していきます。「耐性」といわれ、「体の依存」の兆候です。そうなった段階で急に使用を止めると、脳内のバランスが崩れ、さまざまな不快症状が起こるようになります。これが「離脱」で、退薬症状ともいわれます。

使わなければ苦しいから使う、使い続けるうちに、やめようとしたときの苦しさはさらに強くなり、また使い、どんどん量が増えていく――こうした悪循環により、依存の状態から抜け出しにくくなっていくのです。

依存の程度を強める悪循環

使用を重ねれば重ねるほど、依存は強固なものになり、
抜け出しにくくなっていきます。

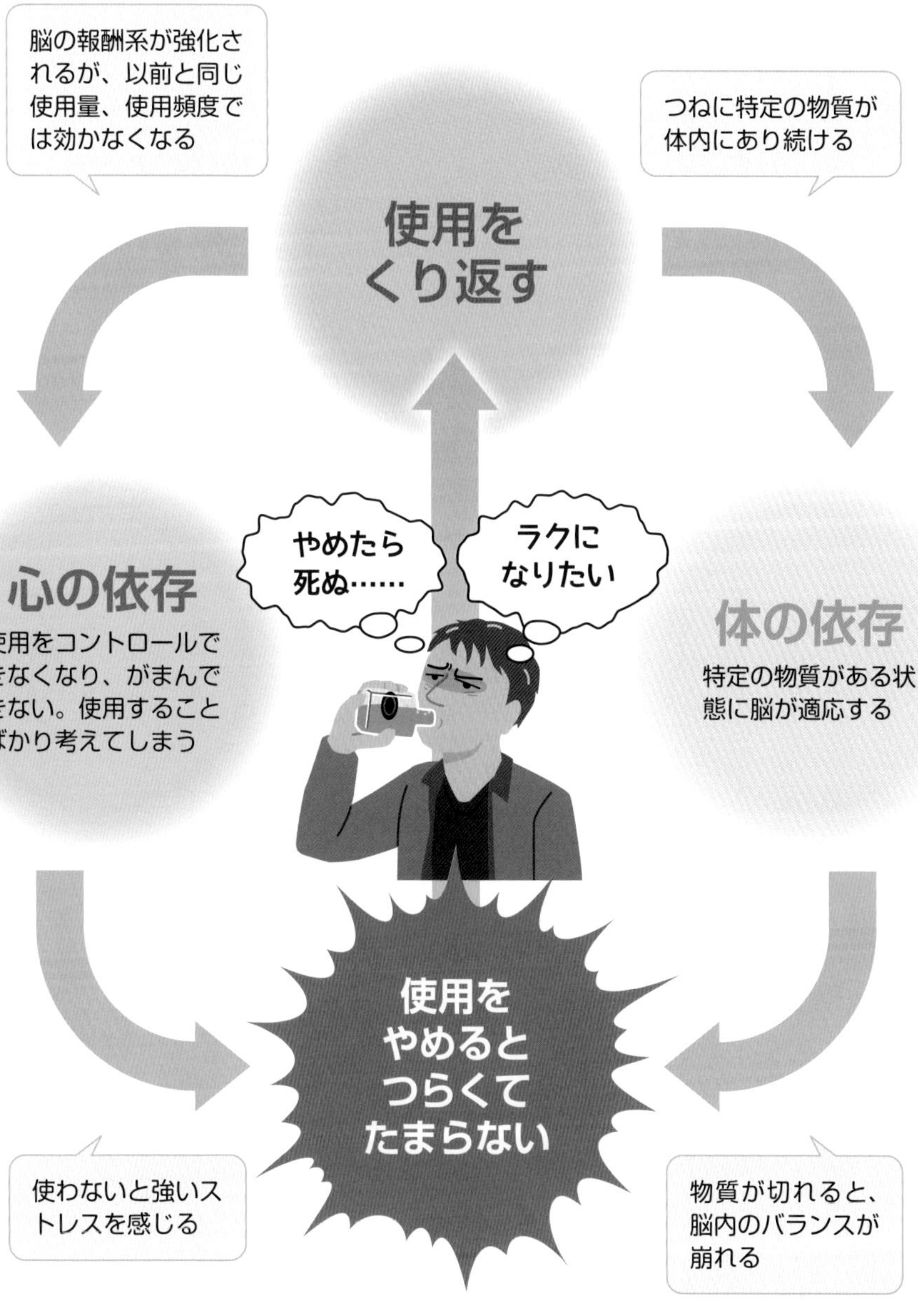

「使用」から「依存」に進む要因

使用をくり返しやすく、くり返すほど使用を止めにくくなる性質をもつのが依存性のある物質です。しかし、飲酒の習慣のある人がすべてアルコール依存になるわけではないのは、ご存じのとおりです。依存性のある薬物にしても、使用経験のある人がすべて薬物依存になるわけではありません。リスクの低い使用にとどまらず、依存に至るような使い方をするようになっていく理由は、物質の性質だけにあるわけではなさそうです。

物質そのものに関連する要因としては、それぞれの物質がもつ依存性の高さだけでなく、入手しやすさも使用する機会を増やすことにつながります。コンビニエンスストア、自販機などでも手軽に購入できる酒類（アルコール）、タバコ（ニコチン）は、常習しやすい物質といえます。

使用者個人の要因としては、もともとなにか心の病気をもっている人や、慢性的な痛み（慢性疼痛）に苦しんでいる人は、アルコールや薬物の使用をくり返しやすいとされます。依存になりやすい体質や遺伝的な要因があるともいわれます。

さらに重要なのは本人が置かれている環境的な要因です。たとえば戦場のような極限的なストレス状況下では、アルコールやタバコなどの消費量が増えることが知られています。植民地化され、伝統的な文化を破壊された地域に住む先住民は、アルコール依存になりやすいと報告されています。ストレスの大きい環境は使用のくり返しをまねきやすくするといえるでしょう。

遺伝的な要因と環境的な要因は、区別が難しい面もあります。たとえば、親や年上のきょうだいなど、家族がアルコールや薬物の問題をかかえていることは、子どもが物質使用症になるリスクを高める要因のひとつとされますが、遺伝的な要因とも、環境的な要因ともとれます。

もの、個人、環境の関係

依存性がある物質だからといって、一度使えばたちまち依存に至るというものではありません。依存に至るような使い方をしやすいかどうかは、さまざまな要因が関連します。

物質そのものに関連する要因

依存対象となりうる物質は、それぞれ特徴が異なる

依存性の高さ

依存性の高さはヘロインが最強とされる

入手しやすさ

違法薬物は一般には入手しにくい。アルコールやニコチン、市販薬は入手しやすい

要因が重なれば依存が形成されるリスクも高まる

使用者個人の要因

慢性的な痛みがある人、遺伝的に依存になりやすいと考えられる人、精神疾患がある人など

環境的な要因

ストレスの多い環境、過酷な生育環境、違法薬物を入手しやすい社会環境など

孤独、ストレス、つまらなさが呼び水に

世間では、アルコール依存や薬物依存になるのは快楽を追い求めた結果だと思っている人も少なくないようです。しかし、楽しいことに貪欲な人が、さらなる快楽を求めて依存性の物質に手を伸ばすというのは、皆無とはいわずとも決して多い例ではなさそうです。むしろ、なにか心にかかえているものがあり、少しでも気分がよくなったと感じたい、不安な気持ちを軽くしたいがために使用をくり返すという人が多いようです。

使用をくり返し、依存の状態に陥った人の脳内では、健常な人とくらべて報酬系回路が活性化しにくくなっています（↓P34）。活性化しにくいのは、依存の対象となっている物質に対してだけではありません。健常な状態であれば「報酬」と受け止められるようなこと――たとえば業績を上げる、人に褒められるといった、報酬系回路が活性化する刺激となるはずの事柄全般に対しても、反応が鈍くなっていることが知られています。

アルコール依存からの回復を目指して断酒を続けていた人が再び飲酒を始めるきっかけは、男性では「退屈」、女性では「孤独」「ストレス」と答えた人が多いという報告があります。本人は、「退屈だから飲むくらいしかすることがない」と思っていても、じつは依存の状態になるほど飲み続けた結果、なにに対しても「やる気」が出ず、つまらなく感じるようになっているという面もあるでしょう。

快い刺激を得にくい状況のなかで、なんとか気分の回復をはかろうとして、アルコールや薬物を使い続けている人も少なくありません。しかし、使用をくり返すうちに効きが悪くなり、依存はますます進行していきます。周囲との関係は悪化しやすく、孤独、ストレスは解消されません。ますます依存対象となっているものしか、頼るものがないという状況に追い込まれやすいのです。

「快楽主義者」という誤解

依存の状態にある人の多くは、快感を追い求めて
使用を重ねるわけではありません。マイナスの状態をゼロに
戻すような行動であることが多いのです。

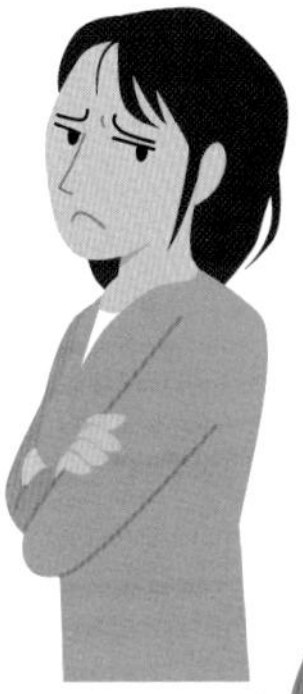

アルコール依存・薬物依存に対する一般的なイメージ

- 快楽主義者だからエスカレートする
- 意志が弱いからなる
- 自業自得

実際には……

快感を得たいというより、
つらさを感じにくくしたいという
思いから「もの」に頼る人が多い

ストレスが強い
つらい気持ちをやわらげたい。疲れを感じにくくしたい

孤独でつらい
アルコールや薬物は、確実に気持ちを楽にしてくれる

つまらない
なにをしても退屈。気をまぎらわせたい

根本的な問題は解決されず、ますます使用にのめり込む

- ストレスの多い状況は変わらない
- 物質使用のくり返しで快感を得にくくなる
- 物質への依存度が高まり、周囲の人は離れていく

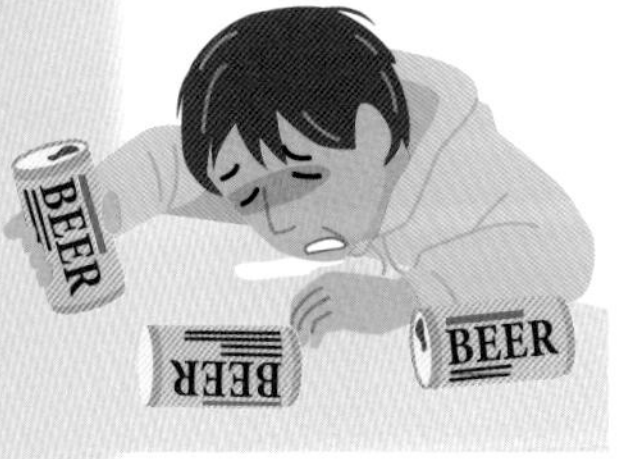

依存と心の病気の関係

半数はほかの心の病気もかかえている

アルコール依存や薬物依存は、心の病気の診療にあたる精神科領域の病気とされています。同時に、物質依存の状態にある人の半数は、ほかの心の病気を合併しているともいわれます。

依存と合併しやすい精神疾患には、うつ病のほか、双極症、不安症、摂食症、PTSD（心的外傷後ストレス症）、統合失調症など、さまざまな病気があります。アルコールと処方薬、あるいはタバコなどの使用が重なり、複数の依存対象をかかえている人も珍しくありません。ギャンブルのような行為がやめられないという人もいます（→P44）。アルコール依存の場合、年齢が高くなると、認知症の合併も目立つようになります。依存があり、あとからほかの心の病気が生じたと考えられる場合もあれば、もともと依存以外の心の病気があったと考えられる場合もあります。

依存とほかの心の病気が合併していても、依存の症状だけが目立ち、隠れた病気に気づかれにくいこともあります。たとえば、不安症をかかえている人が、不安感を解消するためにアルコールに依存しているような例では、酔った状態では目立ちにくかった不安症状が、断酒をきっかけにあらわになることがあります。この場合、経過を知らなければ断酒をきっかけに新たに不安症状が強まったようにもみえます。鑑別は容易ではありません。

逆に、みえている症状が、じつは依存の影響によるものというケースもあります。たとえば、もの忘れや無気力などの症状から認知症と診断されていた患者さんが、断酒をしたことで認知機能の回復につながる例もあります。

どちらが先か判別しにくい

依存と合併しやすい心の病気の代表がうつ病で、
とくにアルコール依存との合併が目立ちます。
うつ病とアルコール依存の合併には4つのパターンがありえます。

たんなる合併

依存もあり、うつ病もあるという状態。ストレス・性格・遺伝的な要因など、共通の原因がある場合もある

依存が先行している場合

長期の大量飲酒が、うつ病を引き起こしたと考えられる状態。二次性うつ病

依存

特定の物質を使用することしか考えにくい

心の病気

心の病気は脳の働きを低下させる。ストレスへの対処能力が下がった状態で、つらさを特定の物質を使用することだけで解決しようとする結果、依存の程度を進めてしまう

離脱症状としてのうつ

アルコール依存の状態にある人が、急に飲酒をやめることによって生じる離脱症状のひとつとして、うつ状態がみられることもある

うつ病が先行している場合

うつ病の症状である憂鬱な気分や、眠れない状態を解決しようとしてアルコールに頼り、飲酒をくり返した結果、依存の状態になることも。一次性うつ病

双方の治療が必要であり、飲酒をやめることがうつ病など心の病気の経過によい影響を与えると考えられる

「自己治療」として使用症が始まることも

依存がほかの精神疾患と合併しやすい理由のひとつとして、「自己治療仮説」という考え方が提唱されています。もともと心の病気がある人は、心の病気によるつらさを軽減するために、「自己治療」としてアルコールや薬物の使用を始め、それが依存につながるという考え方です。

心の病気だけでなく、たとえば慢性的な痛みをかかえている人も、鎮静効果のあるアルコールや鎮痛薬などの使用をくり返すことがあります。酒や市販薬であれば簡単に、しかも合法的に入手できます。ひとつの解決策として利用し始め、結果的に「そればかり」になっていくことも多いのです。

一方、酒の飲みすぎはうつ病を引き起こし、悪化させるおそれがあります。また、うつ病や不眠の人は眠る際にアルコールに頼る傾向があり、飲酒量が増えがちです。しかし、アルコールは眠りを浅くするなど睡眠の質を悪くする性質があります。眠るために飲むものの、飲んでも問題は解決しないまま、量だけが増えていくこともあります。

うつ病が合併したアルコール依存にせよ、アルコールがうつ病を誘発したにせよ、2つが重なると互いに悪影響を与えあいます。うつ病もアルコール依存も自殺のリスクが非常に高い疾患ですが、うつ病の人が自殺した例では、その多くが飲酒後に既遂していると報告されています。また抗不安薬などを含む向精神薬の過量服薬（オーバードーズ）と、自殺リスクとの関連性も指摘されています。たとえば、自殺既遂者の遺族を対象にした調査によれば、生前に精神科の受診歴のある自殺既遂者のおよそ6割は、手元にあった向精神薬を大量に飲んだうえで自殺行動に及んでいると報告されています。

一時的にはつらさがやわらぐように感じるかもしれませんが、「自己治療」が明るい未来につながる可能性は低いといわざるをえません。

「自己治療」の行く末

アルコールや薬物など、精神作用のある物質を使うことで一時的に
つらさがやわらぐように感じ、使用をくり返すようになる人もいます。

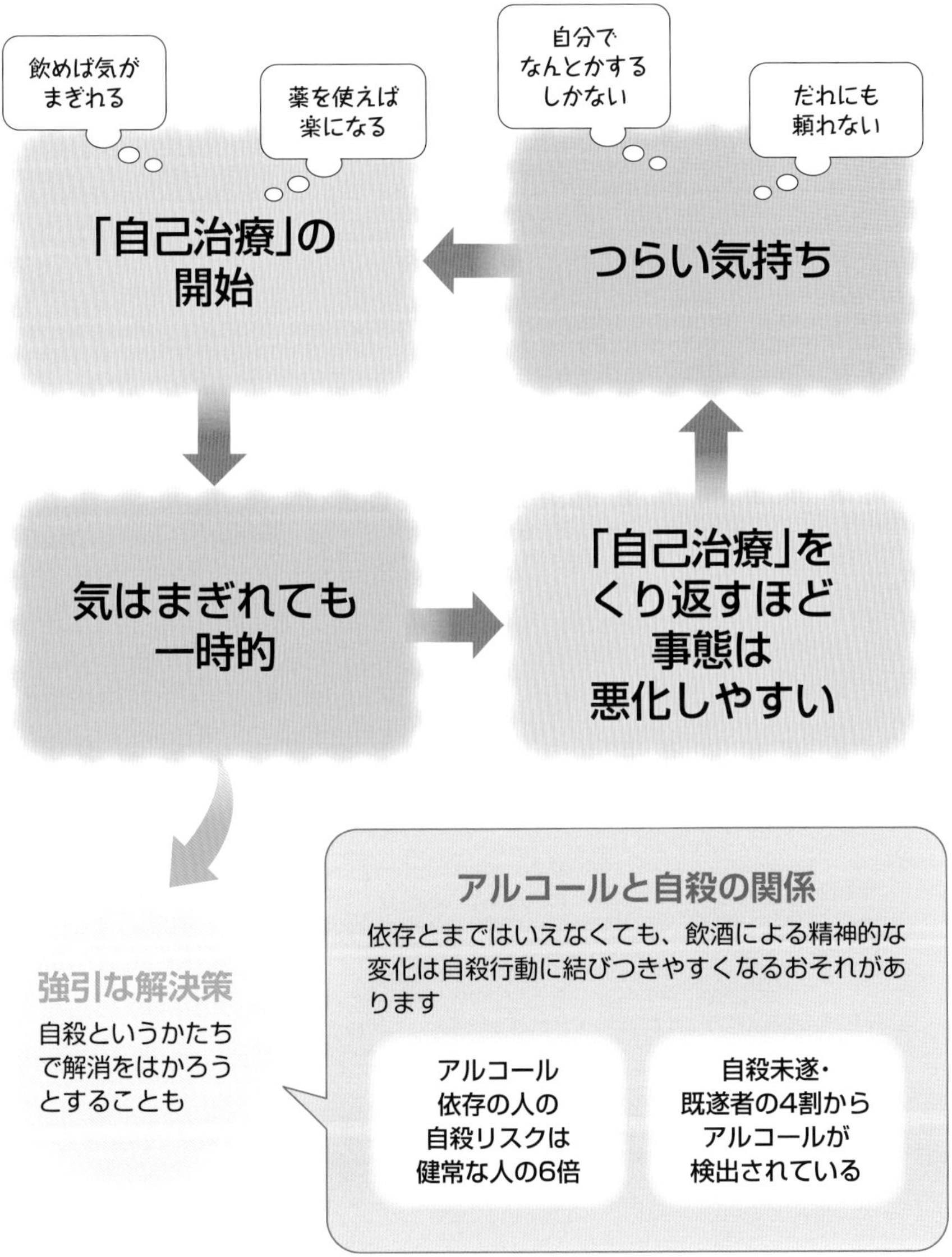

飲めば気がまぎれる
薬を使えば楽になる
自分でなんとかするしかない
だれにも頼れない
「自己治療」の開始
つらい気持ち
気はまぎれても一時的
「自己治療」をくり返すほど事態は悪化しやすい
強引な解決策
自殺というかたちで解消をはかろうとすることも
アルコールと自殺の関係
依存とまではいえなくても、飲酒による精神的な変化は自殺行動に結びつきやすくなるおそれがあります
アルコール依存の人の自殺リスクは健常な人の6倍
自殺未遂・既遂者の4割からアルコールが検出されている

column

ギャンブル・ゲームなどの行為でも依存は起こりうる

「もの」ではなく、ある特定の行為に対して依存が生じることもありまICD-11では「嗜癖《しへき》行動症群」として「物質使用症群」と同様に扱われています。

代表的なのはギャンブルやゲームです。ギャンブルをやめられない、四六時中ゲームをし続けている状態は、ギャンブル依存、ゲーム依存などと呼ばれますが、診断基準上は、ギャンブル行動症、ゲーム行動症というのが正式名称です。

ギャンブルやゲームがやめられなくなっている人の脳の働き方は、物質依存の人とよく似ています。「勝つ」ことが報酬刺激となり、脳内の報酬系回路が強化されているのです。

結果的に、自分の行動をコントロールできない、ほかのなによりも優先する、そうした行動により悪影響が出ているにもかかわらずやめられず、むしろエスカレートしていくことになります。

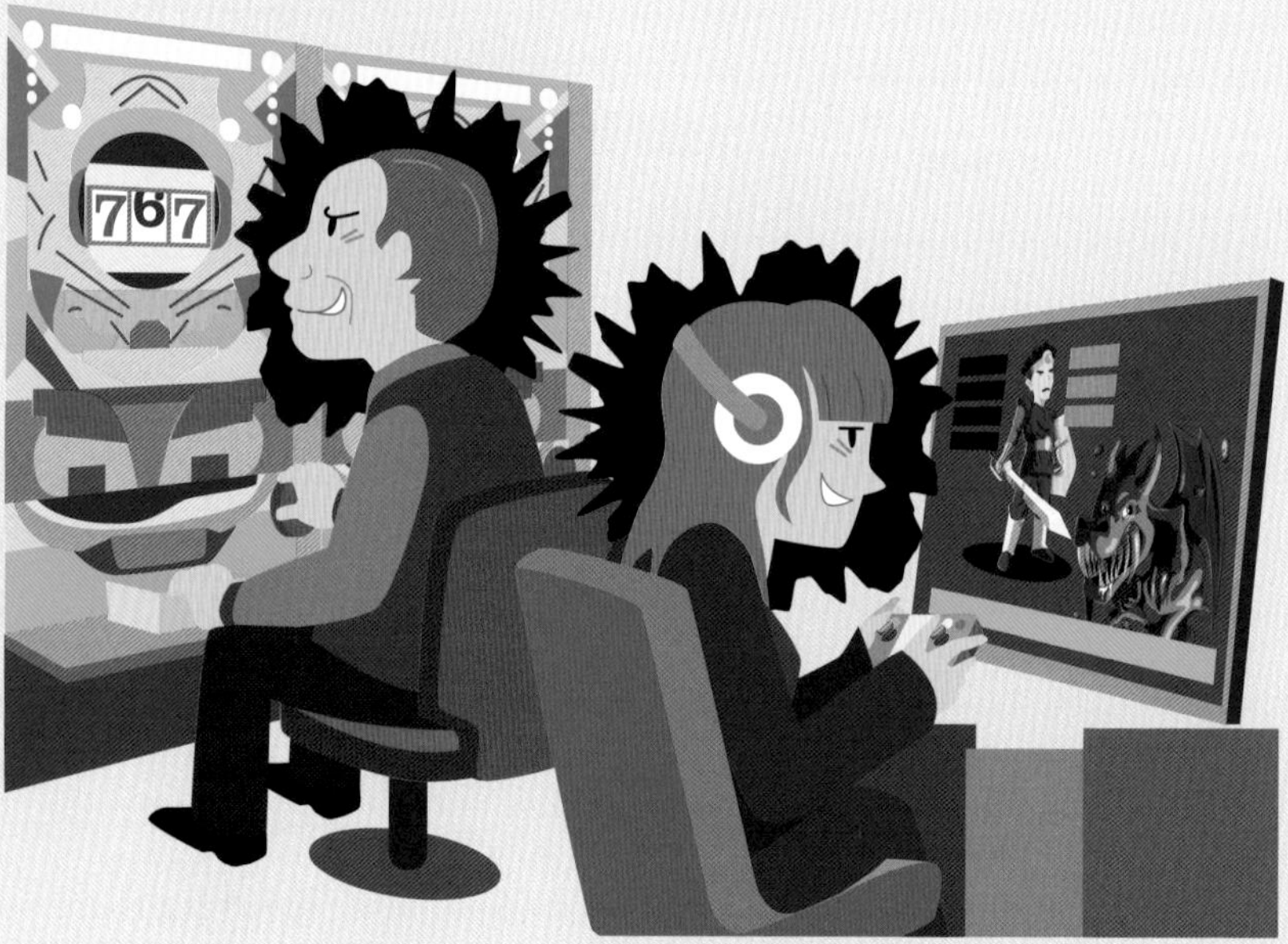

第２章

アルコール依存の進み方

依存対象になりやすいもののなかで、もっとも身近で入手しやすく、使用経験がある人も格段に多いのがアルコールです。多量飲酒が続けば、依存のみならずさまざまな問題が起こりやすくなっていきます。

アルコール使用の実態

「アルコール離れ」が起きている？

アルコールと人類とのつきあいはとても古く、世界のさまざまな地域で重用されてきました。日本でも、「酒を飲めてこそ一人前」という考え方が当たり前のように受け止められていた時代が続いてきました。飲酒は通過儀礼として体験すべきものであり、人間関係の円滑なコミュニケーションに不可欠なものという認識が、広く共有されていたともいえます。酒席での失態はある程度大目にみられ、大量の酒を飲み干す人を「酒豪」ともてはやすような風潮があったことも否めません。

しかし、こうした状況は昨今大きく様変わりしてきたようです。酒類にはほかの食品や飲料とは異なる性質があります。酒に含まれるアルコールは、依存性があるだけでなく、飲みすぎれば直接、あるいは間接的に死に至る原因にもなります。

こうした「酒の害」についての認識が広がるとともに、アルコールによるトラブルに対しても「自己責任」として厳しい見方をする人が増えています。とくに若い世代では「飲み会」を敬遠する人も増え、「飲めない／飲まない」という人に無理やり酒を飲ませようとする行為は「アルハラ（アルコールハラスメント）」として非難されるようにもなっています。

酒類の販売（消費）量も近年、減少傾向が続いています。社会全体でみれば、「アルコール離れ」が進んでいるという見方もできます。

ただし、消費量が減少したといっても「ほとんど飲酒しない」という人が増えているだけで、「飲む人」の消費量が多い状況は変わりません。飲む人、飲まない人が二極化しているだけで、アルコールと縁を切ろうとしても切れない、切るつもりはないという人も少なくないのが現状といえます。

アルコール消費量は減っている!?

近年、社会全体のアルコール飲料の消費量は減少傾向にあります。ただし、飲酒量の多い人の上位2割が、全体の7割近くのアルコールを消費しているともいわれます。

酒類販売(消費)数量の推移

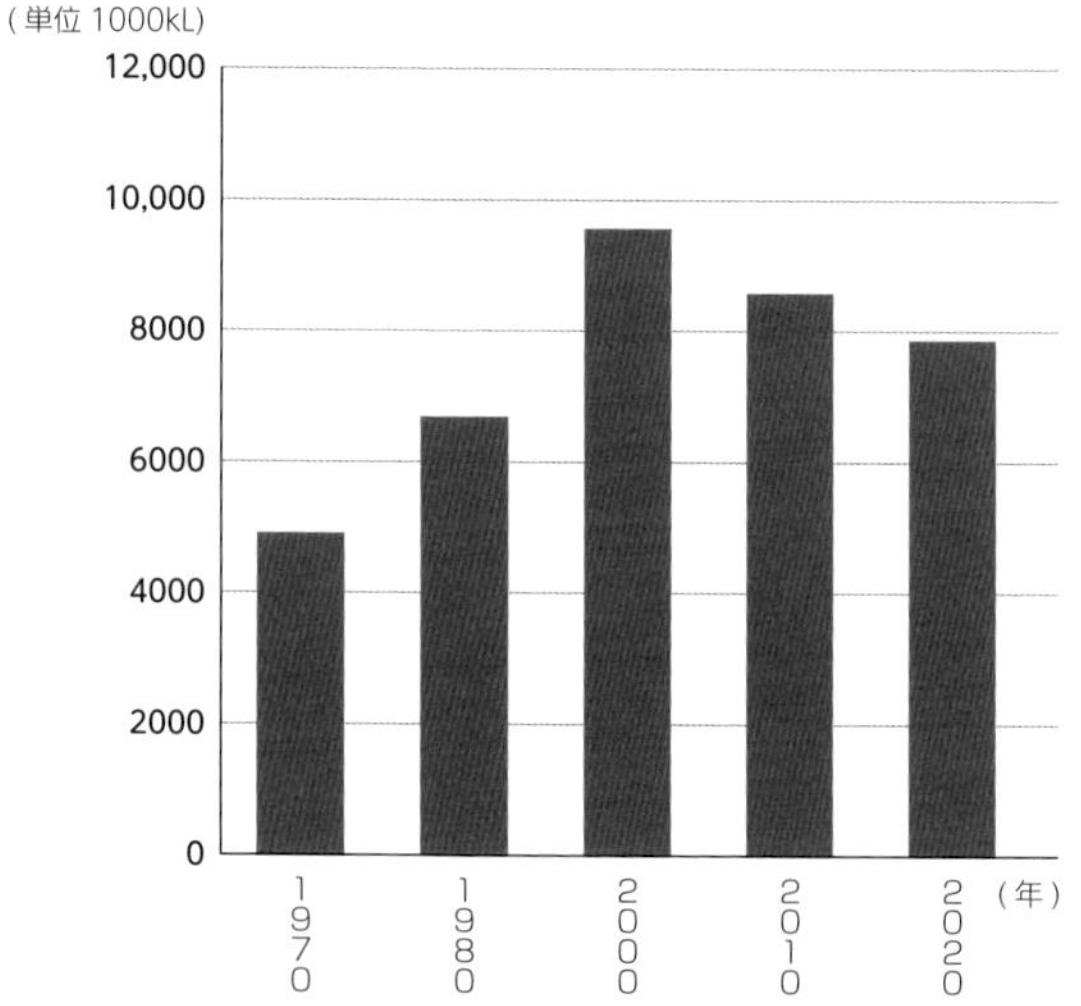

(国税庁課税部酒税課による)

減少の理由1:
社会の高齢化
高齢になると飲酒をする機会が減ったり、酒に弱くなったりして飲酒量が減る人が多い

アルコールの害

致死性
- 急性アルコール中毒による死亡事故
- アルコールが原因となる身体的疾患による死
- アルコールと関連する精神疾患を基礎とする自殺

健康被害
- さまざまな臓器障害やがんのリスクを高める
- 精神疾患との合併や、認知機能への影響

依存性
- アルコール依存

その他
- 事故(転倒・転落・溺死など)
- 犯罪(飲酒運転・暴行・器物破損・窃盗など)
- DV、虐待
- 社会的信用の低下

減少の理由2:
「飲まない人」が増えている
アルコールの害についての知識が広がるとともに、飲酒時のトラブルに対して向けられる社会の目が厳しくなっている

飲酒率が高い中高年。依存も高齢化

週に3回以上飲酒している「習慣飲酒者」の割合は、２０１９年の調査では成人男性で平均33・9％、成人女性で平均８・８％ですが、年齢によって大きく異なります。

40～60代の男性の飲酒率の高さが目立つものの、70代になると飲酒率は低下します。「若い頃にくらべて酒に弱くなった」と感じ、酒量が減る人が多いようです。アルコールを分解するスピードがいちばん速いのは30代で、その後は徐々に遅くなっていくとされます。若い頃と同じように飲酒しても、血中のアルコール濃度が高まりやすく、すぐに酔ってしまいます。翌日になっても、酒が残っているように感じることも増えます。年齢が高くなるにつれ、体内の水分量が低下していくことも、血中のアルコール濃度が高まりやすくなる原因のひとつです。摂取したアルコールは、吸収・分解・排出されていく間、体内の水分のなかに溶け込んでいます。溶け込む先の水分が減れば、濃度は高まりやすいわけです。

高齢になるにつれて飲酒量が減り、アルコール依存の危険性は減ればよいのですが、現実はそういうものでもありません。近年70代以上の飲酒率は増加傾向にあります。「生活習慣病のリスクを高める」とされるほどの量を習慣的に飲んでいる人の割合も、70代以上で増えています（↓P51）。

高齢者の飲酒が心身に及ぼす影響はより大きくなりがちです。ただでさえ転びやすい高齢者が飲酒をして転倒し、骨折することで心身の状態が急激に悪化していくこともあります。認知機能への影響も指摘されています（↓P64）。

高齢の場合、退職や配偶者の死などをきっかけに酒量が増えることはよくあります。飲み続ければ、依存のリスクは高まります。実際、アルコール依存の治療を受けている人のなかに占める高齢者の割合も年々増えています。

飲酒が習慣化している人の割合

週3日以上、1日あたり純アルコール量20g(日本酒1合弱相当)の飲酒を続けている人を「習慣飲酒者」とし、その割合の変化を年代別に示したのが下記のグラフです。

習慣飲酒者の割合の推移

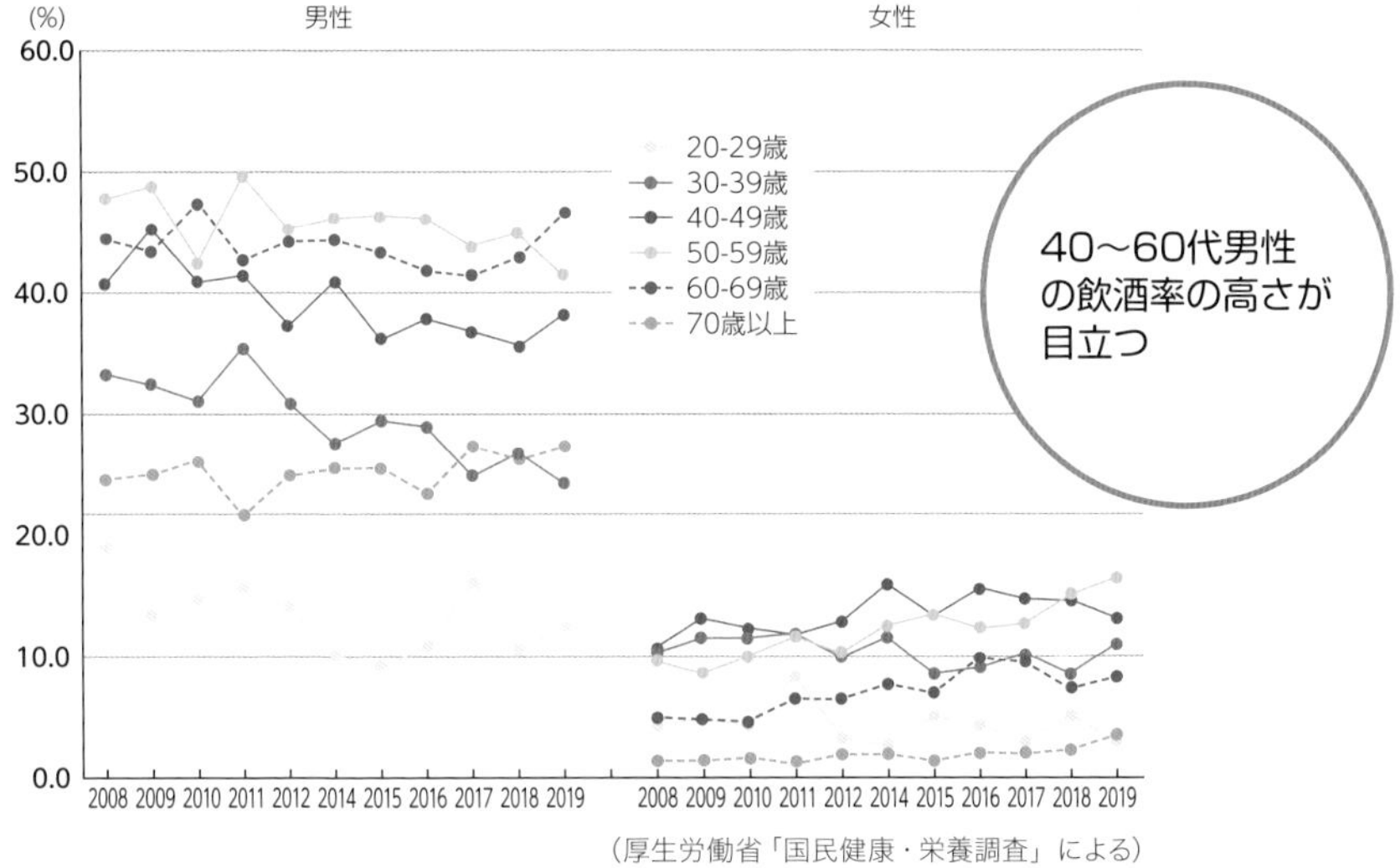

(厚生労働省「国民健康・栄養調査」による)

久里浜医療センターの受診者(アルコール依存)に占める高齢者の割合

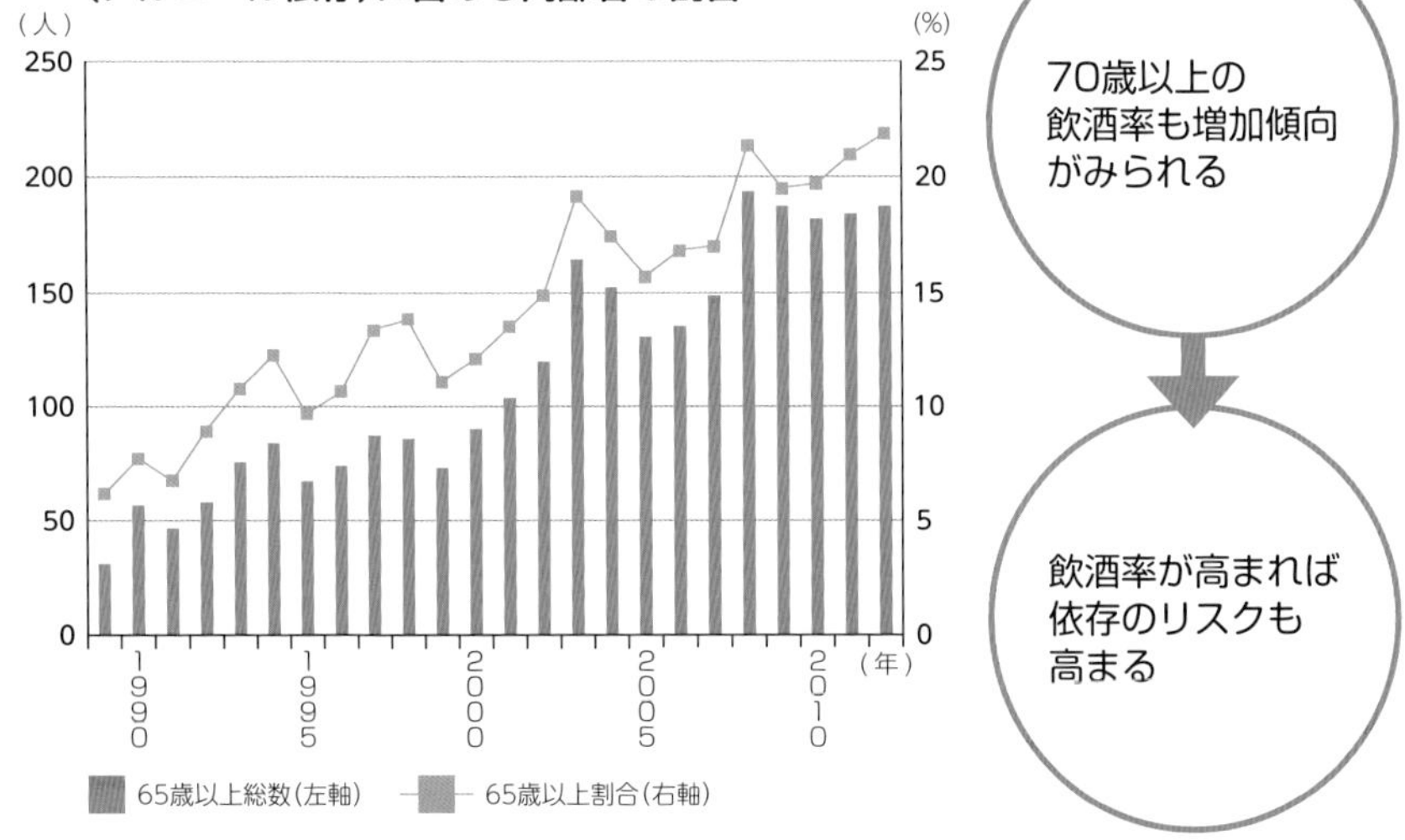

女性の飲酒率は増加傾向。害はより大きい

飲酒による心身の変調が直接の死亡原因となった人の数は、2021年で約500人。9割以上は男性で、65歳以上の高齢者が多くなっています。アルコール依存に関連する死因として多いのは肝疾患で、死亡数は6000人余り。やはり男性が9割近くを占めており、年齢層は高めです。

こうしたデータだけをみていると、アルコールの問題をかかえやすいのは女性より男性、とくに高齢男性だという印象をもつかもしれません。確かにそうした面もあるのですが、女性だからアルコールの問題をかかえにくい、とはいえません。

女性の飲酒率はゆるやかな増加傾向にあり、とくに50代の増加が目立ちます。「生活習慣病のリスクを高める」とされる量の飲酒をしている人の割合も増加傾向がみられます。また、アルコール性の肝疾患で亡くなる人のうち、女性の割合が少しずつ増加しています。女性の場合、50代の死亡者も多く、男性より若くして命を落とす人が多いという特徴もあります。

一般に女性は男性にくらべてアルコールの影響を受けやすいと考えられます。個人差はありますが、平均的な体格などには性差があります。女性は男性にくらべて、アルコールを分解する場となる肝臓が小さめです。また、同じ量の飲酒をした場合、体格が小さいほうが血中のアルコール濃度は高くなりやすいと考えられます。

飲酒の機会については男女差が小さくなっていく一方、男性より女性のほうがアルコールの害が及びやすい傾向は変わりません。今は男性の患者さんのほうが多いアルコール依存ですが、今後は女性の患者さんの割合が増えていく可能性もあります。

また、生殖年齢の女性の場合、妊娠中の飲酒が胎児に影響を及ぼし、胎児性アルコール症候群をまねくおそれがある点にも注意が必要です。

「飲みすぎ」の人の割合

生活習慣病のリスクが高まるほど飲酒をしている人、いわゆる「飲みすぎ」の人の割合は、高齢者のほか、50代女性で増えています。

生活習慣病のリスクを高める量の飲酒をしている人の割合の推移

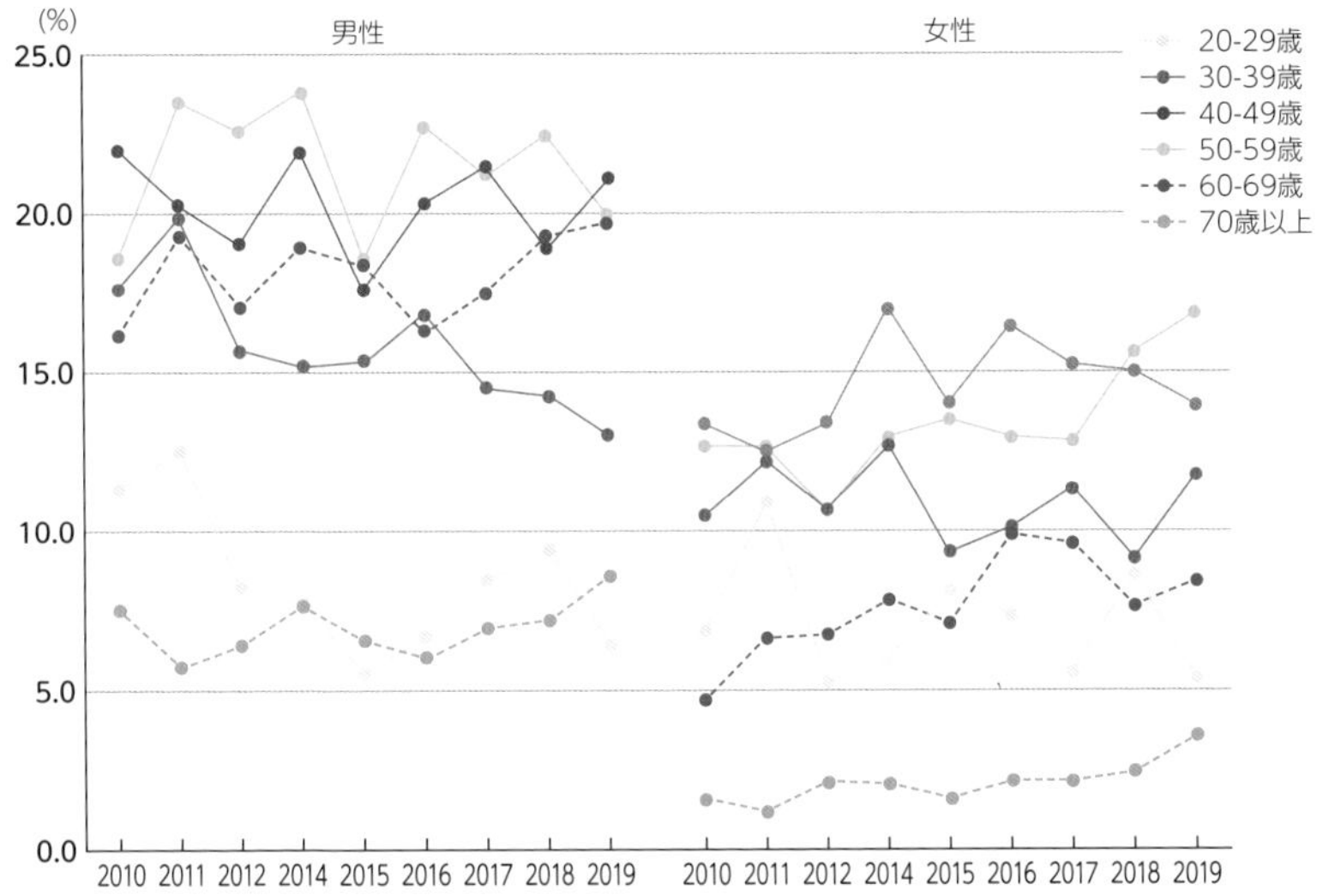

生活習慣病のリスクを高めるとされるのは、男性の場合 1 日あたり 40 g以上、女性の場合 20 g以上の純アルコール量に相当する量の飲酒（→ P62）

妊娠中の飲酒を避けるべき理由

妊娠中の女性が飲酒すると、胎児・乳児が低体重になる、独特の顔つきになる、脳に障害が現れるなど、さまざまな影響が現れるおそれがあります。これを「胎児性アルコール症候群」といいます。

治療法はなく、唯一の対策は「妊娠中は飲酒をしないこと」です。飲酒量に比例して、胎児性アルコール症候群が起こるリスクも増えますが、「この量までは安全」「この時期なら影響しない」などという基準は示せません。妊娠中の女性は完全にお酒をやめるようにしましょう。

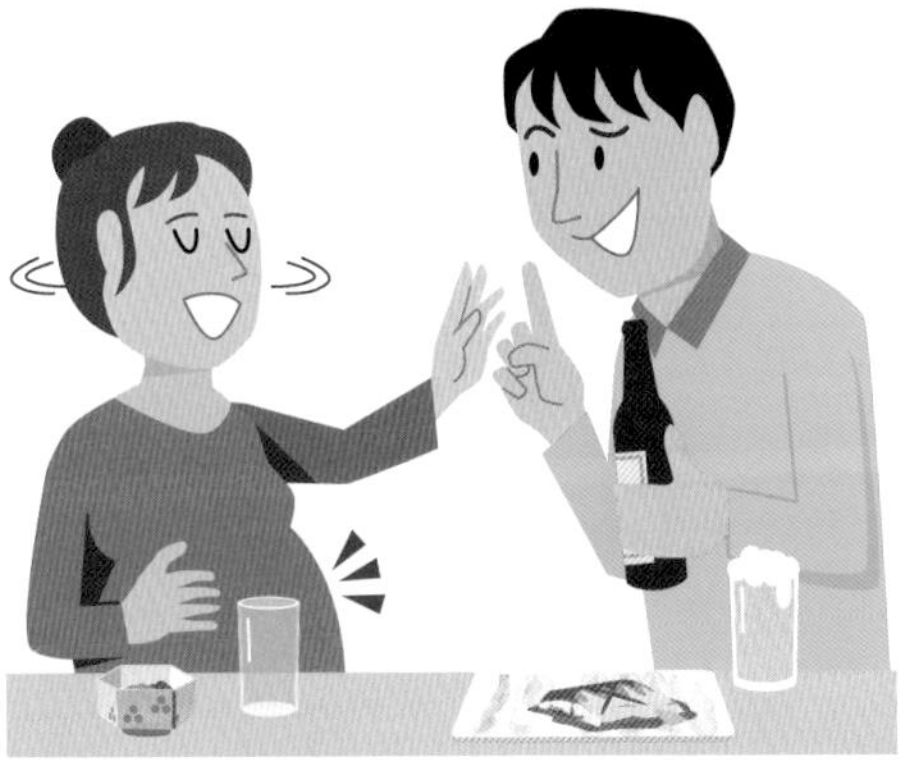

軽視されてきた「たまのむちゃ飲み」

たまにしか飲まないけれど、飲むとなったら大量に飲酒する──そんなパターンがみられる人もいます。短時間に大量の酒を飲むことを「ビンジ飲酒（機会大量飲酒）」といいます。依存の状態とは異なるものの、急激なアルコールの血中濃度の上昇をまねきやすく、さまざまな問題を引き起こしやすい飲み方として注目されるようになっています。

短時間での大量飲酒は、体内のアルコール濃度の急激な上昇をまねき、急性アルコール中毒につながるリスクもあります。未成年者を含め、若い世代の飲酒者はビンジ飲酒の割合が高めです。いわゆる「イッキ飲み」など、無謀な飲み方をして急性アルコール中毒を起こし、救急搬送される例は珍しくありません。

急性アルコール中毒の発症は20代に多いのですが、その次に多い年齢層は60代以上となっています。高齢になり、体は若い頃よりアルコールの影響を受けやすくなっているにもかかわらず、以前と同じように飲めると過信してむちゃ飲みし、中毒を起こす人も少なからずいると考えられます。

ビンジ飲酒は、周囲に迷惑をかけてしまうような言動が増えやすい点も問題です（異常酩酊→P56）。酒が入ると人が変わったようになり、乱暴な言動が目立つことを俗に「酒乱」といいます。ビンジ飲酒者がみな酒乱というわけではありませんが、飲酒量が多いほど酒乱のリスクは高くなります。

近年は様変わりしてきているとはいえ、日本社会は飲酒には比較的寛容です。なにか問題を起こしても、「酔っていたからしかたがない」「本人も反省している」などと大目にみられ、次の機会にまた大量飲酒をして問題を起こすなどといったことが起こりがちです。飲酒時のトラブルは見過ごさず、その時点で酒とのつきあい方を見直すことが、依存に向かう歩みを止めるポイントともいえます。

命にかかわる急性アルコール中毒

短時間に大量の飲酒をすることにより、血中アルコール濃度が急激に高まると、血圧低下、昏睡、呼吸数の減少などを起こすことがあります。急性アルコール中毒といわれる危険な状態です。

すぐに救急車を呼ぶべき危険なサイン

- ゆすったり呼びかけたりしても反応がなく、目を覚まさない
- 体温が下がってきている
- 呼吸が乱れている（早くて浅い／ときどきしか息をしていない）
- 嘔吐をくり返している
- 尿または便失禁している

救急車を待つ間にすること

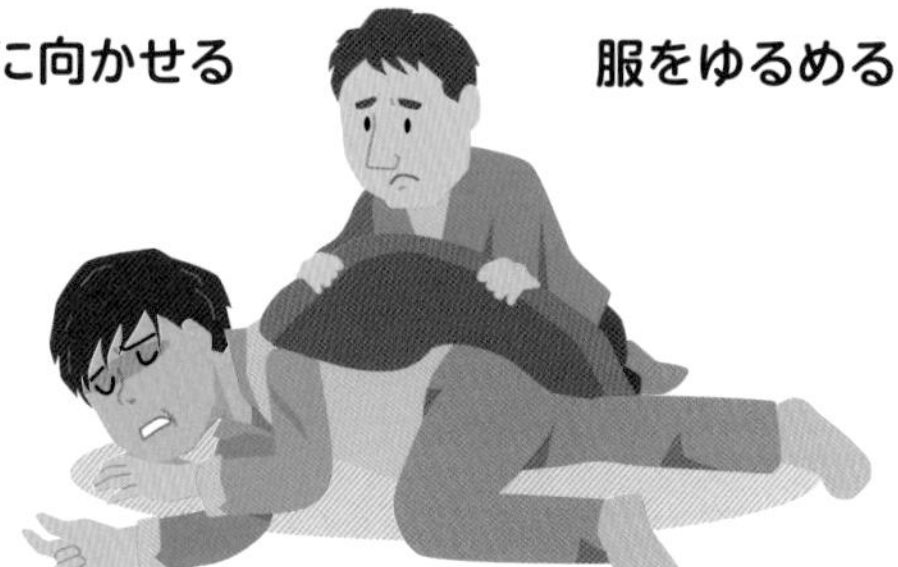
顔は横に向かせる
保温する
1人にせず見守る

東京消防庁の統計では毎年1万人以上が救急搬送され、その件数は年々増えているともいわれている

未成年の飲酒は危険がいっぱい

日本では、成人年齢が18歳となった現在も、飲酒は20歳になってからとされています。アルコールの心身に与える影響は、精神的・身体的な発育の途上にある若年者にはより大きいと考えられます。健康な発育を阻害するおそれがあるため、未成年者飲酒禁止法によって20歳未満の飲酒が禁止されているのです。

しかし現実には、未成年の飲酒は珍しくありません。なかにはビンジ飲酒をくり返している中高生もいます。年数回以上ビンジ飲酒をする人の割合は高校生男子で7%、高校生女子で5.2%という調査結果もあります。

低年齢でビンジ飲酒をくり返している場合、将来アルコール問題をかかえやすくなると考えられます。早めの対応が必要です。

飲酒時に体内で起こること

アルコールは脳の神経を麻痺させる

「アルコール依存」という言葉が示すとおり、依存の対象となるのは酒というより、酒に含まれるアルコールです。ふだん、あまり意識されることはないかもしれませんが、アルコールは精神作用をもつ薬物の一種です。アルコールがもつ精神作用は「酔い」として感じられます。

「飲酒」という形で摂取し、吸収されたアルコールが脳に達すると、脳の神経細胞の働きにさまざまな影響を与えます。アルコールには神経の活動を抑制し、麻痺させる作用があります。大脳の表面にあり、知覚、思考、判断などを司る大脳新皮質の働きが抑制されることで、感情が表に現れやすくなったり、饒舌になったりとふだんとは違う様子がみられるようになります。いわゆる「ほろ酔い」の状態です。

また報酬系の回路（→P32）にブレーキをかけている神経の働きが抑えられることで、報酬系が活性化し、快感をもたらすと考えられています。

飲む前は「一杯だけ」と思っていても、飲み始めれば気分が高揚し、理性的な判断も鈍ります。「まだ酔っていない」などといって、「もう一杯」が止まらず飲み続け、酔いは強まります。この状態を「酩酊《めいてい》」といいます。酩酊の強さは、血中のアルコール濃度に比例します。「飲みすぎた」「酔っぱらった」と思って飲酒をやめても、すでに飲んだアルコールは、飲み終えたあとも吸収が続きます。飲みすぎは回避できません。

アルコールの濃度が高まれば、麻痺の範囲は広がります。運動機能が低下したり、痛みを感じにくくなったりと、さまざまな影響が現れます。

飲むスピードが速い場合には、知らず知らずのうちに飲みすぎになりやすいため、とくに注意が必要です。

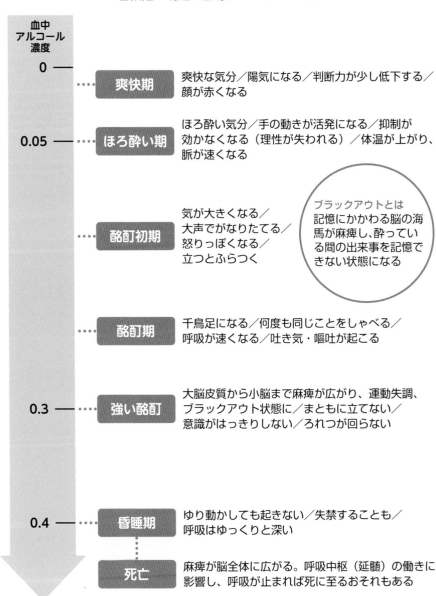

「酔い」の進み方

酒に酔った状態を「酩酊」といいます。血中のアルコール濃度が高まるほど、酩酊の度合いは強まります（単純酩酊）。

各段階に明確な区切りはありません。

血中アルコール濃度	段階	状態
0	爽快期	爽快な気分／陽気になる／判断力が少し低下する／顔が赤くなる
0.05	ほろ酔い期	ほろ酔い気分／手の動きが活発になる／抑制が効かなくなる（理性が失われる）／体温が上がり、脈が速くなる
	酩酊初期	気が大きくなる／大声でがなりたてる／怒りっぽくなる／立つとふらつく
	酩酊期	千鳥足になる／何度も同じことをしゃべる／呼吸が速くなる／吐き気・嘔吐が起こる
0.3	強い酩酊	大脳皮質から小脳まで麻痺が広がり、運動失調、ブラックアウト状態に／まともに立てない／意識がはっきりしない／ろれつが回らない
0.4	昏睡期	ゆり動かしても起きない／失禁することも／呼吸はゆっくりと深い
	死亡	麻痺が脳全体に広がる。呼吸中枢（延髄）の働きに影響し、呼吸が止まれば死に至るおそれもある

ブラックアウトとは
記憶にかかわる脳の海馬が麻痺し、酔っている間の出来事を記憶できない状態になる

「危ない酔い方」に要注意

飲酒によるデメリットがほとんどなく、爽快に感じられるのはごくわずかな飲酒量の段階だけ。前項で示した「爽快期」のみです。「ほろ酔い」という言葉は肯定的に用いられることが多いのですが、抑制が効かなくなった状態であり、トラブルを起こすリスクもあります。ほろ酔い期以降は悪影響だけが大きくなっていきます。アルコールの血中濃度が高くなるにつれ、酔いは深くなりますが、具体的な行動の現れ方は人によって異なります。やたらに上機嫌で笑いが止まらない（笑い上戸）、すぐに泣き出す（泣き上戸）などいろいろです。

一方で、酔うと人が変わったようになり、周囲に迷惑をかけるような行動が目立つようになる場合もあります。アルコール濃度に比例して進む単純酩酊に対して、異常酩酊（酒乱）と呼ばれます。興奮しやすくなり、いつもなら気にならないようなことに腹を立てる、けんかっ早くなる、羽目を外し、酔っていなければしないような恥ずかしいことをするなどという人もいます。周囲の呼びかけや制止には応えますが、酔いが覚めたあと、そのときの記憶がないこともあります。

飲酒の途中で気持ち悪くなって吐く、などということもありますが、嘔吐直前まで飲酒しているので、すぐに気分はよくなりません。酔って眠り込み、翌日は二日酔いで苦しむこともあります。

飲めば飲むほど酒乱のリスクは高くなりますが、飲酒量はさほど多くなくても、激しい興奮を示したり、幻覚などが生じたりする場合もあります。「病的酩酊」といわれ、酩酊時の記憶はすっかり抜け落ちています。病的酩酊を起こすのは遺伝的な要素が大きいと考えられています。必ずしも依存には重なりませんが、お酒を飲むたびに同じような状態をくり返すようなら、「飲酒が向いていない体質」と考え、飲酒はやめたほうがよいでしょう。

「酒乱」といわれる2つの状態

アルコールがもたらす脳の機能低下は、ときに周囲を巻き込むような言動に結びつくことがあります。「酒乱」といわれますが、医学的には異常酩酊といわれる状態です。

単純酩酊(→P55)

異常酩酊（酒乱）

異常酩酊は体質的なもので、なる人はある一定の血中濃度でなり、ならない人は血中濃度が上がってもなりません。また、同じ人でも、血中濃度の上昇が激しい場合にはなりやすいようです。

飲酒問題で外来を受診する人のなかには、依存というより、この複雑酩酊で周囲にいちじるしい迷惑をかけている人も一定の割合でいます。

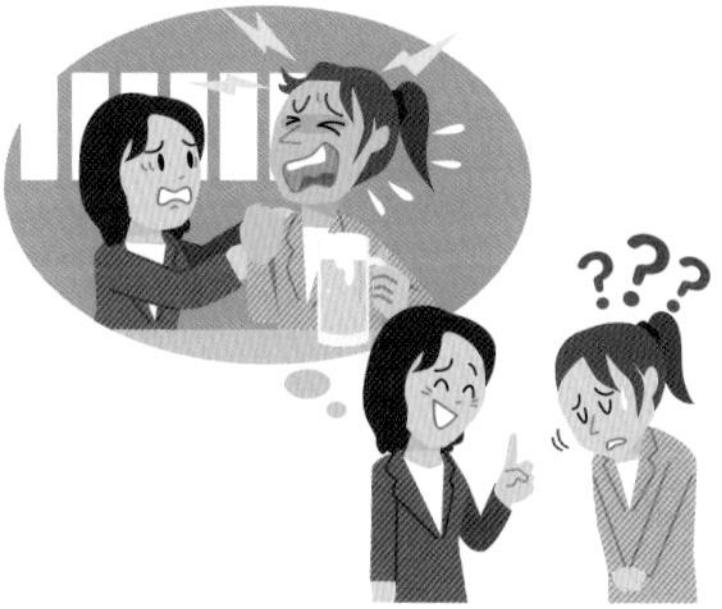

複雑酩酊：比較的多い

興奮しやすくなり、理性を欠くような行動が増えるが、周囲の呼びかけや制止には反応をみせる（そのときのことを覚えていることも、覚えていないこともある）「笑い上戸」「泣き上戸」なども、翌日、記憶が定かでない場合は、複雑酩酊の可能性が高い

病的酩酊：あまりない

飲酒量にかかわらず、少しの飲酒でも激しい興奮や幻覚、意識障害を起こす。そのときのことはまったく覚えていない

「二日酔い」はなぜ起こる？

飲みすぎた日の翌日、頭痛、胃の不快感、吐き気・嘔吐、睡眠障害、もの忘れ等の感覚や認知の障害、うつ気分、多汗、ふるえなどの自律神経症状など、さまざまなつらい症状に苦しめられた経験がある人も多いでしょう。

二日酔いといわれますが、その定義はあいまいで、メカニズムや治療法についてもじつはよくわかっていません。胃腸の粘膜のダメージ、軽度の離脱症状、脱水や低血糖、炎症反応、酒に含まれるメタノールや不純物などが、複雑に影響しあって起こると考えられていますが、根本的には「酒量が多すぎた」ために起こるもの。自然な回復を待つしかありません。

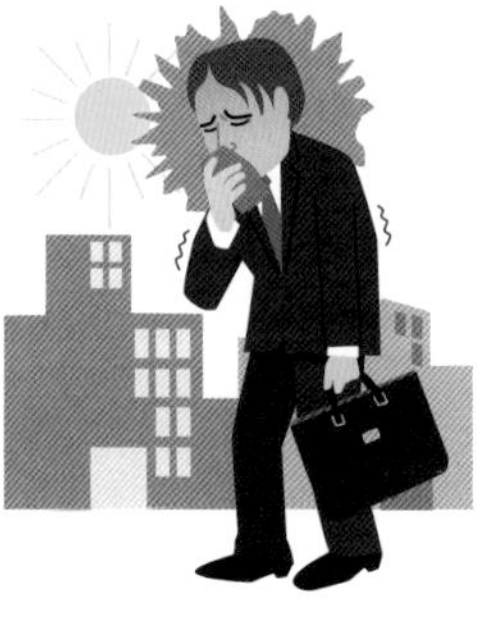

アルコールは肝臓で分解される

酒に含まれるアルコールのおよそ2割は胃から、残りの8割は小腸上部から吸収され、血液とともに肝臓に向かいます。肝臓は、アルコールを分解し、無害化する場です。

肝臓でのアルコール分解は、二段階で進められます。まず、主にアルコール脱水素酵素（ADH）という酵素が働き、アルコールはアセトアルデヒドという物質に分解されます。このアセトアルデヒドは、分解前のアルコールより有害なもの。酔いそのものはアルコールの作用ですが、顔面紅潮や心拍亢進、頭痛を引き起こすほか、高い発がん性がある物質でもあります。

毒性の強いアセトアルデヒドを分解するのは、アルデヒド脱水素酵素（ALDH）という酵素の役目です。ALDHの働きにより、アセトアルデヒドは害のないアセテート（酢酸）に分解されます。

ただし、肝臓で一度に分解できる量には限りがあります。分解しきれないアルコールやアセトアルデヒドは血中に溶け込んで体中をめぐり、酔いをもたらしたり、不快な症状をもたらしたりします。その後また肝臓に戻り、分解が進みます。無害化されたアセテートは血液に取り込まれ、筋肉や脂肪組織などで水と二酸化炭素に分解されて体外へ。こうしてようやく酒が抜けたしらふの状態に戻ります。

アセトアルデヒドを無害化する酵素のALDHにはいくつかの種類があります。すべてそろって働いていればアセトアルデヒドはスムーズに分解されていきます。しかし、日本人の4割以上は、ALDH2の働きが弱かったり、まったく働かなかったりします。少量の飲酒でもすぐに顔が赤くなり、動悸や頭痛が生じるという人もいるでしょう。このような「フラッシング反応」が生じる人は、ALDH2の働きが悪いか、まったく働いていない可能性が高いと考えられます。

アルコール代謝のしくみ

摂取したものが吸収され、分解されたうえで排出されるまでの一連の流れを「代謝」といいます。アルコールの代謝は、主に肝臓でおこなわれています。

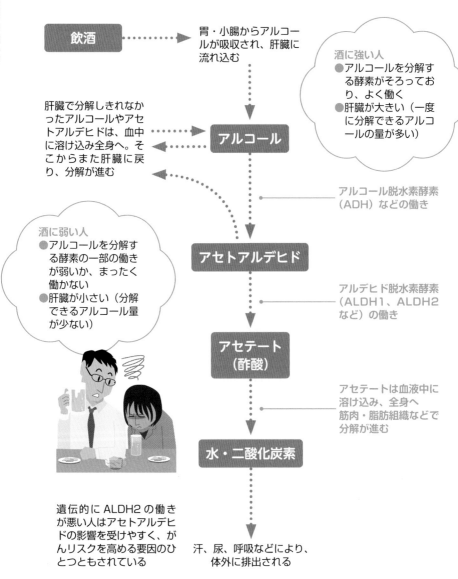

飲酒

胃・小腸からアルコールが吸収され、肝臓に流れ込む

酒に強い人
●アルコールを分解する酵素がそろっており、よく働く
●肝臓が大きい（一度に分解できるアルコールの量が多い）

肝臓で分解しきれなかったアルコールやアセトアルデヒドは、血中に溶け込み全身へ。そこからまた肝臓に戻り、分解が進む

アルコール

アルコール脱水素酵素（ADH）などの働き

酒に弱い人
●アルコールを分解する酵素の一部の働きが弱いか、まったく働かない
●肝臓が小さい（分解できるアルコール量が少ない）

アセトアルデヒド

アルデヒド脱水素酵素（ALDH1、ALDH2など）の働き

アセテート（酢酸）

アセテートは血液中に溶け込み、全身へ筋肉・脂肪組織などで分解が進む

水・二酸化炭素

遺伝的にALDH2の働きが悪い人はアセトアルデヒドの影響を受けやすく、がんリスクを高める要因のひとつともされている

汗、尿、呼吸などにより、体外に排出される

「適量」はどれくらい？

飲酒が心身に及ぼす影響は、酒量というより、飲んだ酒に含まれるアルコール量に影響すると考えられます。厚生労働省が「節度ある適度な飲酒」として示しているのは、1日純アルコールの量にして20gまでの飲酒です。

具体的にどれくらいかは左頁に示したとおりですが、自分で計算することもできます。酒類のラベルには、アルコールの度数が書かれています。度数とは、体積に占める割合が何パーセントかを示すものです。たとえば15度の酒100mLならアルコールは15mL。アルコールは水より軽く、比重は0・8とされています。つまり1mLあたりの重さは0・8gなので、15mLのアルコールの量は12gとなります。

アルコールの度数は酒の種類によって、またそれぞれの製品によって違います。「この度数なら、これくらいまでならアルコール量は20g内におさまる」と判断し、その飲酒量を守っていくことが大切です。また、週に1〜2日は「飲まない日（休肝日）」をつくることもすすめられます。

なお、適量を示すのに「ドリンク」という単位が使われることもあります。日本では、1ドリンク＝アルコール10g。つまり1日の適量は2ドリンクまで、となります。ただし、女性の場合は、半量の1ドリンク、アルコール量10g程度までと考えておくほうがよいでしょう。

飲酒量による死亡率は、1日あたりの摂取量が一定量を超えると、酒量が増加するとともに死亡率も上がっていくとされています。女性は一般に、アルコールの影響を受けやすいと考えられるため、より少なめに。持病のある人や高齢者についても同様に考えておくのが安心です。

また、「適量」とは「これくらいは飲んだほうがよい」という意味ではありません。飲酒の習慣がなければ、無理に飲む必要はまったくありません。

「節度ある適度な飲酒」の目安量

1日平均純アルコールで、男性なら20g、女性や高齢者の場合は10gまでなら、アルコールの害はそれほど大きくないと考えられます。

種類	アルコール度数※ ※度数＝%。製品によって異なるため、正確には下記の計算式で算出する	目安量
ビール	5度	500mL （ロング缶／中瓶1本） →半量なら（250mL）
清酒	15度	170mL（1合弱） →半量なら90mL （0.5合）
ウイスキー・ブランデー	40度	60ml(ダブル1杯) →半量なら30mL （シングル1杯）
焼酎	25度	100mL →半量なら50mL
ワイン	14度	180mL （ボトル約4分の1本） →半量なら90mL （グラス軽く1杯）

「適度」とされる飲酒量は意外に少ない！？

純アルコール10g＝1ドリンク
ドリンク換算表は78ページ参照

純アルコール量を算出する計算式

お酒の量(mL)×＜アルコール度数(%)÷100＞×0.8＝純アルコール量(g)

「休肝日」分の上乗せはしない

節度ある適度な飲酒量の目安は、1日の目安量です。「今週は飲酒をしない『休肝日』を設けたから、飲酒をしなかった日の分をまとめて飲もう」とすると、「適度」の範囲を大きく超えてしまいます。ビンジ飲酒（→P52）につながります。

「量が多いだけ」でも危険

多量飲酒は深刻な健康被害をもたらす

前項で示したとおり、適量といえる飲酒量は、男性の場合1日純アルコール量で20g、女性はその半量とされています（厚生労働省による）。この程度の酒量であれば、飲酒のデメリットはさほど大きくはないと考えられます。

一方、厚生労働省では「生活習慣病のリスクを高める飲酒量」についても基準を示しています。男性の場合、1日純アルコール量40g（4ドリンク）以上、女性の場合は1日純アルコール量20g（2ドリンク）以上の飲酒を続けていると、がん、高血圧、脳出血、脂質異常症など、生活習慣病のリスクが高まるとして警鐘を鳴らしています。

1日純アルコール量60g（6ドリンク）を超える飲酒は「多量飲酒」、この量を日常的に飲んでいる人は「多量飲酒者」といわれます。アルコール関連の問題の多くは、多量飲酒によって引き起こされるものと考えられます。

酒量は多くても、飲酒している時間が限られていて仕事や日常生活に支障はない、離脱症状もないのであれば依存の状態とは異なります。しかし、飲酒量が増えるほど健康が害されるリスクのみならず、酩酊時に問題を起こすリスクも高まります。

この段階で、「もう飲酒はやめたほうがいい」「飲む量を控えなさい」などという周囲の忠告を聞き入れ、飲酒をやめるなり、飲酒量を大きく減らすなりできれば、依存に至る道から引き返すことができる可能性もあります。しかし、やめるべきとわかっていても、「飲まずにはやっていられない」「いつでもやめられる」などと、飲酒の習慣を手放せない人も少なくありません。

多量飲酒の行きつく先に、アルコール依存があるのだと考えられます

多量飲酒がもたらす問題

依存症かどうかという問題とは別に、多量飲酒が習慣化することで、心身の健康は損なわれるリスクが高まります。

多臓器の障害

あらゆる臓器の機能低下につながりやすい

脳の障害、精神疾患を引き起こすことも
（→ P64）

肝臓の障害

多量飲酒で脂肪肝が生じやすくなる。飲酒を続けていると約 10 ～ 20%はアルコール性肝炎に。それでも飲み続ければアルコール性肝線維症、アルコール性肝硬変へと進行するおそれがある。肝硬変で生じやすくなる食道静脈瘤が破裂し、出血死することも

循環器の障害

多量のアルコールは血圧を上げ、血管障害をまねく。不整脈、アルコール心筋症、虚血性心疾患、脳血管障害など、深刻な事態につながるおそれがある

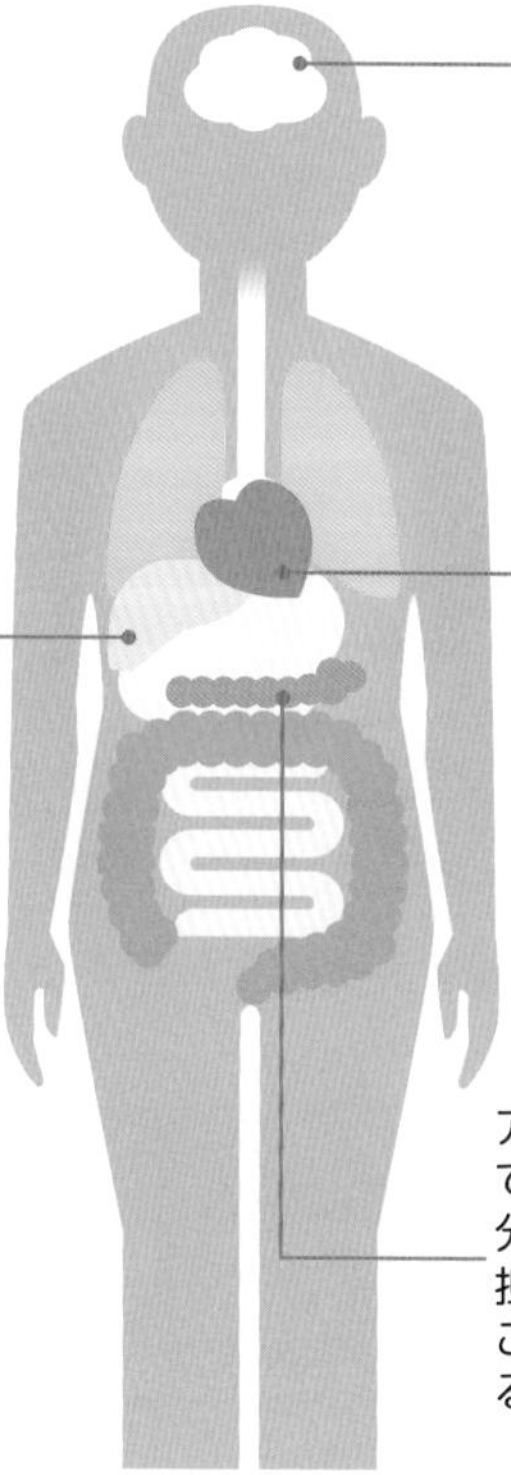

膵臓

アルコールは膵臓を刺激して、消化液（膵液）の過剰な分泌をまねくなど、膵臓に負担をかける。膵炎につながることも。膵臓の働きが低下すると糖尿病になりやすい

その他

骨量の低下をまねくほか、貧血、ホルモン異常なども起こりやすくなる

がん

アルコールそのもの、あるいは代謝産物であるアセトアルデヒドの影響などにより、消化管のがんが起こりやすい。アルコールの影響で肝機能が低下し、体内に入った有害物質を無毒化するシステムが働きにくくなることも発がんの一因とされる

口腔がん、咽頭がん、
食道がん、胃がん、
大腸がん、肝臓がん、
大腸がん
乳がんのリスクを
高めることも

アルコールの多飲で認知症に？

長年にわたって多量飲酒を続けている場合、判断力の低下や記憶の乱れなど、認知機能の低下が目立つようになることがあります。加齢そのものが認知症のリスクを高める要因ではありますが、飲酒の習慣がある場合、アルコールが認知機能を低下させる一因になっている可能性も高いといえます。

少量であれば、認知症のリスクは下がるという報告もあります。しかし、リスクを下げる要因が本当に少量飲酒によるものなのかについては、さまざまな意見があります。

一方、1日30gを超えるアルコールの摂取を続けていると、認知症のリスクは明らかに増大します。多量飲酒の基準を下回る量でも、認知機能の低下につながる可能性があるわけです。

飲酒量が増えるほど、その影響は深刻です。高齢のアルコール依存の患者さんに認知機能の低下がみられるのは一般的なことで、頭部の画像検査をすれば、ほとんどの場合、脳に萎縮《いしゅく》が認められます。萎縮の原因が飲酒によるものなら、断酒によりある程度、元の状態に戻る可能性もありますが、萎縮が進めば脳の働きは低下します。また、多量飲酒が続くことで脳梗塞や脳出血なども起こりやすくなります。これら脳血管障害が認知機能の低下につながるリスクもあります。

飲酒をする人のなかには、あまり食事をとらずにひたすら飲み続ける人もいます。この習慣も認知症のリスクを高めることにつながります。アルコールを代謝するときにはビタミンB_1（チアミン）が大量に消費されます。食事をとらずにひたすら飲んでいる場合、チアミンが不足してしまいます。

飲酒によるビタミンB_1不足は、ウェルニッケ脳症（意識障害、運動失調、眼筋麻痺）、コルサコフ症候群（記憶障害、見当識障害、作話）などといわれる脳障害のリスクを高めてしまうのです。

アルコールと認知機能の関係

多量飲酒は認知機能の低下につながるリスクがあります。
アルコールが及ぼす直接的な影響だけでなく、
心身の健康を害することが認知機能に影響することもあります。

アルコールの
影響で増える
脳血管障害の影響

アルコールの
直接的な影響で
脳の体積が減り、
萎縮する

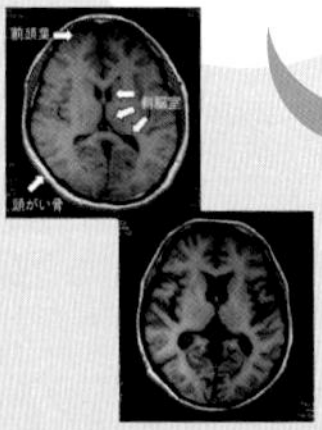

飲酒ばかりで
栄養不足になり、
ビタミン B_1 の欠乏が
脳障害を引き起こす

認知機能の低下

アルコールとは
関係のない、加齢など
による認知症

アルコール依存と
合併しやすい
うつ病など、精神疾患が
影響することも

少量飲酒は本当に認知症を防ぐのか？

「飲酒はするけれど少しだけ」という人は、食事や運動、社会活動など生活全般にわたって健康的なライフスタイルを確立している場合が多いとも考えられます。認知機能が低下しにくいのは、少量のアルコールの力というより、健康的で活動的な生活を送っているからではないかという見方もできます。

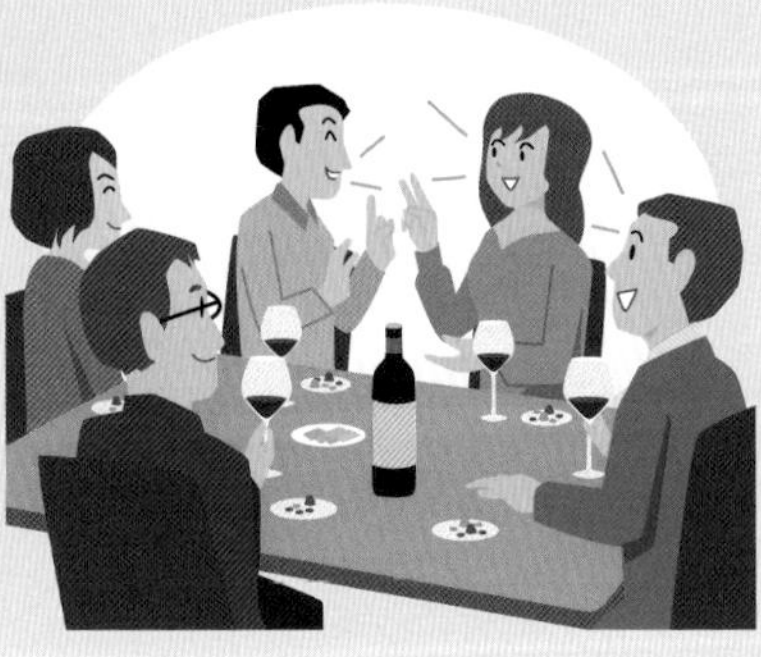

いつの間にかアルコール依存に

「酒に強くなった」は依存への第一歩

　アルコールを分解する酵素の働きが弱いタイプの人の場合、基本的には飲みすぎると気持ち悪くなり、あまり量は飲めません。しかし、飲酒を重ねていると、本来はアルコール以外の薬物の分解を進める役割をもつMEOSという酵素群の働きが活発になり、アルコールの分解にも使われるようになっていきます。飲んで気持ち悪くなることが減り、酒量が増えていくこともあります。「酒に強くなった」と肯定的にとらえられることも多いのですが、依存の形成に向けた第一歩でもあります。飲み続ければ耐性が生じ、依存のリスクも高まりやすいのです。

　一方、酒に強いか弱いかは、アルコールの分解にかかわる酵素の働きだけでなく、中枢神経のアルコールに対する感受性の違いも関係しています。代謝酵素の遺伝子型が同じでも、酒の強さには明確な差があります。この脳の感受性の低い人は酒に強く、深い酩酊を起こすことなくどんどん飲めてしまいます。「自分は酒に強いから依存になどならない」と考えがちですが、実際にはアルコール依存のリスクが高いことがわかっています。

　また、飲酒してもフラッシング反応の出ない人がいます。このなかにも、元来酒に強い人とそうではない人がいます。その場合、もともと酒に強い人はアルコール依存のリスクがとくに高いといえます。

　どんなに酒が強かろうと、飲む量が多ければアルコールの分解には時間がかかります。「強くなった人」も「もともと強い人」も、多量飲酒が習慣化すれば、アルコールの血中濃度が高い状態が続きます。脳をはじめ、さまざまな臓器に悪影響を及ぼすリスクも、依存のリスクも高まってしまうのです。

多量飲酒からアルコール依存へ

まったく、あるいはほとんど飲酒をしなければ、
アルコール依存にはなりません。多量に飲むからこそ
依存のリスクは生じます。

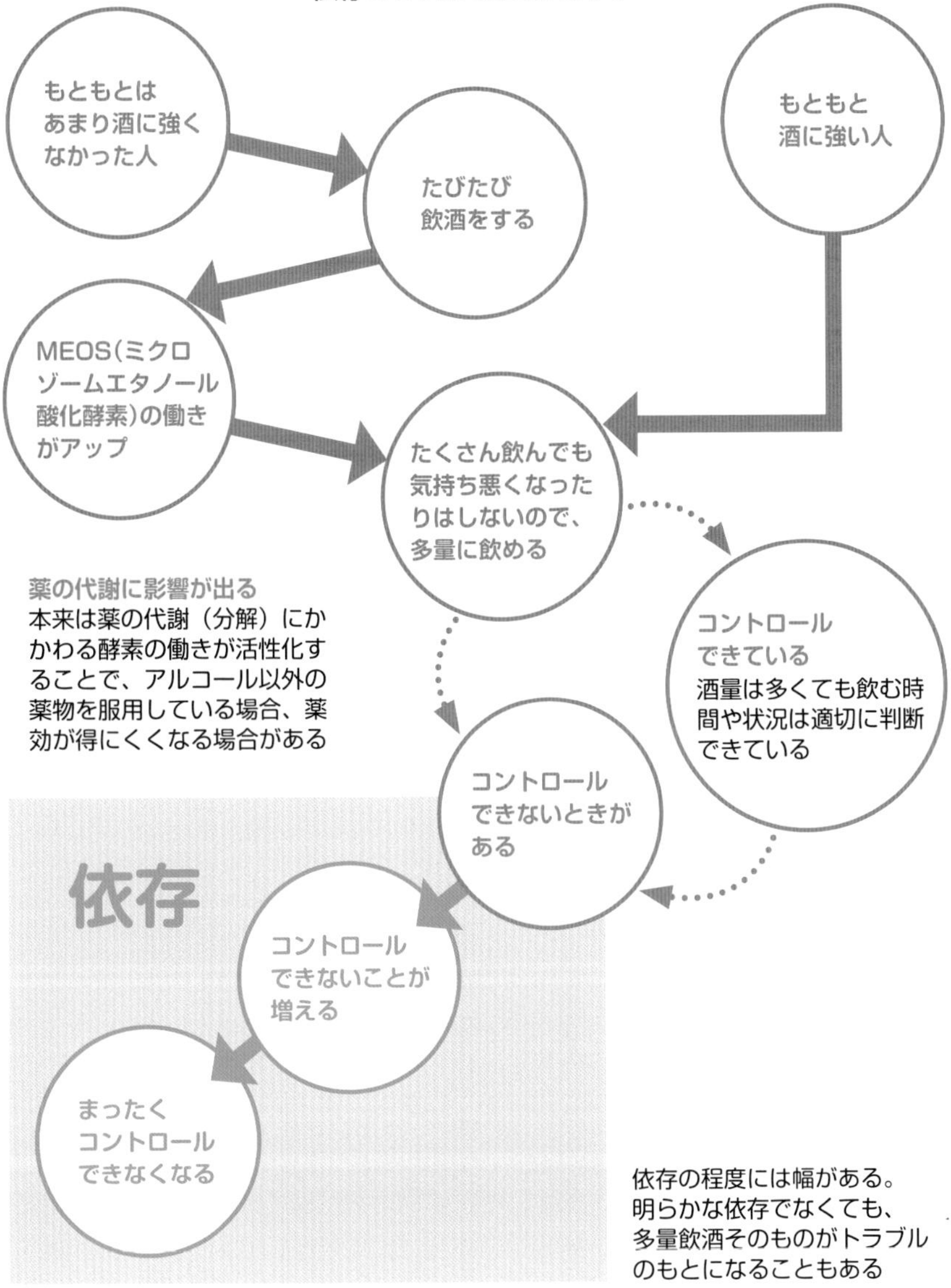

コントロールできないことが増える
まったくコントロールできなくなる
依存の程度には幅がある。明らかな依存でなくても、多量飲酒そのものがトラブルのもとになることもある

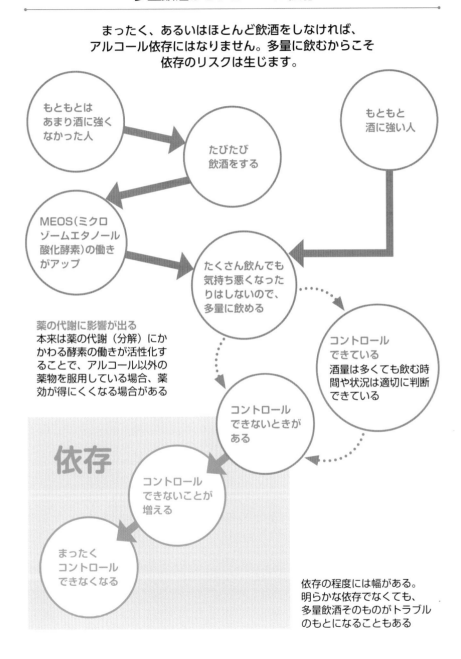

もともとはあまり酒に強くなかった人
たびたび飲酒をする
MEOS(ミクロゾームエタノール酸化酵素)の働きがアップ
もともと酒に強い人
たくさん飲んでも気持ち悪くなったりはしないので、多量に飲める
薬の代謝に影響が出る
本来は薬の代謝（分解）にかかわる酵素の働きが活性化することで、アルコール以外の薬物を服用している場合、薬効が得にくくなる場合がある
コントロールできている
酒量は多くても飲む時間や状況は適切に判断できている
コントロールできないときがある

離脱症状、連続飲酒がみられるように

飲酒をひんぱんにくり返していると、そのうちアルコールに対する耐性が生じ、初めの頃と同じ量では酔えなくなります。酒量が増えるにしたがって、トラブルも起こりやすくなります。そのたびに「もう飲むまい」と思っても、また飲み始めやすいのがアルコールです。

多量飲酒が習慣化すると、飲んでいないときに不快な症状が現れるようになります。離脱症状といわれるものです。つねにアルコールによる抑制を受けている脳は、抑制された状態でも正常に働くために、興奮しやすくなっていきます。その状態で、急に飲酒をやめたり飲酒量を減らしたりすると、脳の興奮状態だけが残ります。手や体のふるえ、発汗、吐き気、血圧の上昇、イライラ感、集中力の低下、幻聴、幻覚、せん妄など、さまざまな症状が起こりやすくなるのです。

離脱症状は、早いものでは飲酒の中止後数時間で現れ始めます。アルコールを摂れば治まるため、離脱による不快感から逃れようとして飲酒を重ね、結果的に依存の程度は進みやすくなります。やがて判断力の低下や渇望、離脱症状のために自分で飲み方をコントロールすることは難しくなります。飲酒を正当化したり、飲酒の害を認めようとしなかったり、問題が起きても人のせいにしたりすることもあります。周囲の忠告に反発したり、隠れて飲んだりするようにもなります。

依存の程度が進むと「連続飲酒」といって、短い間隔で飲酒をくり返すようになっていきます。酔いつぶれて眠り込み、目を覚ますとまた飲み始めるというように、眠っている間以外はずっと切れ目なく飲酒が続く状態です。一日の大半は飲酒か、酒を調達するための行動で占められ、生活は破綻し、健康状態も悪化していきます。「飲んでいるだけ」の日々がくり返されるようになっていくのです。

アルコール依存でみられること

周囲がいさめても反発したり、隠れて飲んだりするようになります。
自分では違うと思っていても、いつのまにか依存の状態に
進んでいることもあります。

人に隠れて飲む
周囲にとがめられることはわかっているので、隠れて飲酒をするようになる

さまざまなトラブルが起こる
仕事、家庭、社会生活などあらゆる面でトラブルが生じやすくなる

連続飲酒
短い間隔で飲酒をくり返す

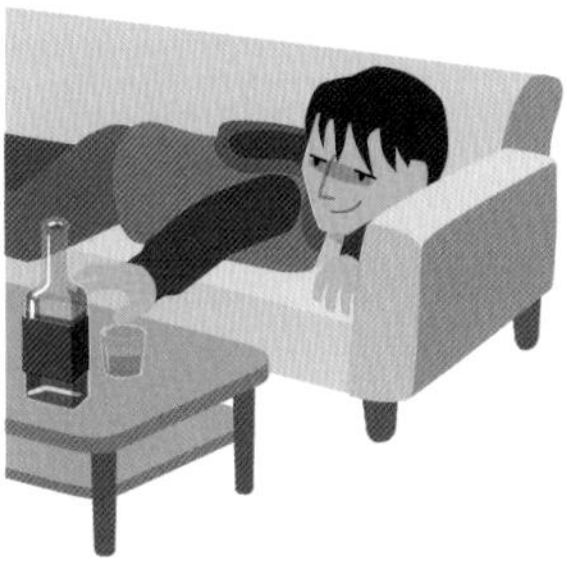

飲んでいないと具合が悪い
飲酒の中断・休止でアルコールが体内から抜けると、不快な離脱症状に見舞われる。飲酒をすると落ち着く

酒量が増える
飲めば飲むほど、以前と同じ量では酔えなくなる〈耐性〉

心身の健康を害する
依存だけでなく、さまざまな病気が起きてくる

孤立しやすくなる
人とのかかわりを断ってでも飲み続けようとする。周囲の人も支えきれなくなる

「飲めなくなること」がなにより怖い

多量飲酒をくり返し、アルコール依存の状態にまでなっていく人には、特有の心理があります。多くみられるのは、アルコールを飲みたいがために飲酒を正当化しようとする心理と、そこから派生する言動です。飲酒が続く原因をだれか、あるいはなにかのせいにしたり、現状を「それほど飲んでいない」「いつでもやめられる」などと過小評価したりします。飲酒の悪影響を否定したり、問題が起きても人のせいにし、反省しなくなる様子もみられます。

依存の状態では、強い飲酒欲求に加え、衝動性も高まります。家族をはじめ、身近な人に対して攻撃的になったり、その場しのぎの言い訳やうそ、隠しごとが増えたりと、一見、幼稚な行動や乱暴なふるまいをするようになることもあるでしょう。酔っているときは乱暴な態度をとり、酔いがさめると急にしおらしくなって低姿勢になったり、自己嫌悪を強めたりすることもあります。逆に、飲んでいないときには不愛想で冷たい印象を与える人が、酔うと「見捨てないでくれ」などと、親しい関係の人にすがりついてくることもよくあります。

本人も、内心では「このままではダメだ」とわかっています。しかし、「飲めなくなること」への不安が強く、助けを求めることができません。自分の問題を正直に認めれば「飲むな」と言われるのは明らかですから、飲酒を止めようとする人を避けるようになります。自分の現状を恥じる気持ちが強く、周囲の人と距離をおこうとすることもあります。

こうした患者さんの心理特性が、アルコールへの依存をさらに強めるように作用し、回復を遅らせたり、周囲の支援を難しくしたりしやすいのです。

自分の力でこの状態から抜け出すことはできません。本人に任せていれば飲酒量は増える一方です。いずれ大きなトラブルを起こすか、取り返しのつかないような重い病気になるおそれもあります。

「飲み続ける人」の心理

アルコール依存の状態になっている人の考え方、ふるまい方には特有の傾向がみられます。周囲との関係は悪化の一途をたどりがちです。

飲酒を人のせいにする

- 家族が自分を理解してくれないから、飲むしかない
- 飲まずにやってられるか！

飲酒を中心に暮らす

- 飲むしか楽しみがないんだよ
- これだけが楽しみ。生きがいを奪わないで！

飲酒のデメリットを過小評価する

- （明らかに飲酒と関連するトラブルがあっても）それくらい、たいしたことではない
- だれでもトラブルの一つや二つ、かかえているものだ
- 酒のせいじゃない

自暴自棄になる

- 自分なんていないほうがいいんだから放っておいて
- どうせ死んだほうがましと思っているんだろう

コントロールできると考えている

- 少しだけでやめられるから、1杯だけ飲む
- 本気になればいつだってやめられるんだよ、私は

自分より重症の人とくらべる

- 「あの人」ほどではないから自分はまだまだ大丈夫
- 体を壊していないから大丈夫
- 事故や犯罪なんて起こしたことないから、まったく問題なし！

治療を受けている患者数は氷山の一角

生涯のうちアルコール依存を経験する人の数は、日本では男女合わせて推計50万～100万人とされます。ところが、「アルコール依存症」として治療を受けている人は約6万人に過ぎません。まさに氷山の一角です。

世間一般の人がいだいている「アルコール依存の人」のイメージは、「仕事を失い、家庭も崩壊して、身なりもかまわずに昼間から酔いつぶれている人」などというものかもしれません。こうしたイメージの一人歩きが、治療を遠ざける一因になっている可能性があります。本人は「自分はここまでではないから、まだ大丈夫」と考え、家族も「飲みすぎなければいいだけ」と思い、「治療が必要な状態」という認識をなかなかもてません。

しかし、依存の程度には幅があります。治療が必要なのは、重度の人ばかりではありません。また、依存とまではいえなくても、アルコールが原因でなんらかの問題が生じている場合、一定の確率で依存へと進行していくことが予想されます。飲酒を続けていれば、脳の働き方そのものが変化していくことに加え、支援を拒むような心理状態になっていくのは先述のとおりです。「依存への道」を進み続けるおそれがあります。

依存の状態にまで進めば、周囲がよかれと思ってすること、言うことは、むしろ逆効果になるおそれもあります。仕事を失ったり、家族が崩壊したりするような事態を防ぐためにも、より早い段階で引き返す機会を作ることが必要です。

本人に任せているだけでは、飲酒をとめるのは難しいものです。重度のアルコール依存であればもちろん、「まだアルコール依存というほどではないと思う」というくらいの状態であっても、飲酒に関してなんらかの問題をかかえているようなら、専門機関などに相談することが必要です（↓第4章）

依存の状態でも未治療の人が多い

明らかに依存の状態と考えられる人だけでなく、多量飲酒により
さまざまなトラブルをかかえている人を含めれば
300万人をゆうに超える人が、治療を必要としています。

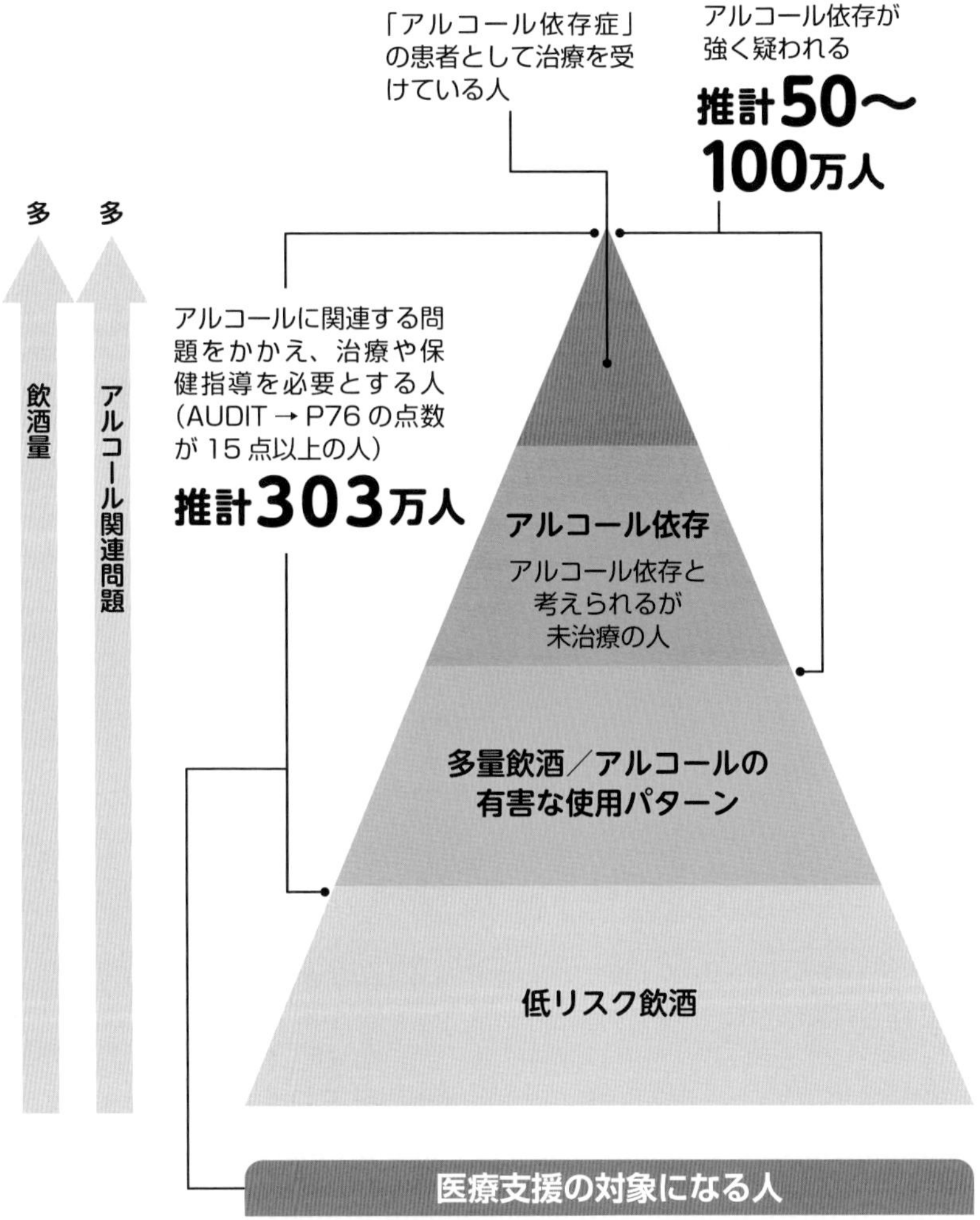

●アルコール依存の状態の人
●アルコールの有害な使用パターンがみられる人
●飲酒により心身の健康が損なわれている人
●今は明らかな問題はないが、多量飲酒が習慣化している人

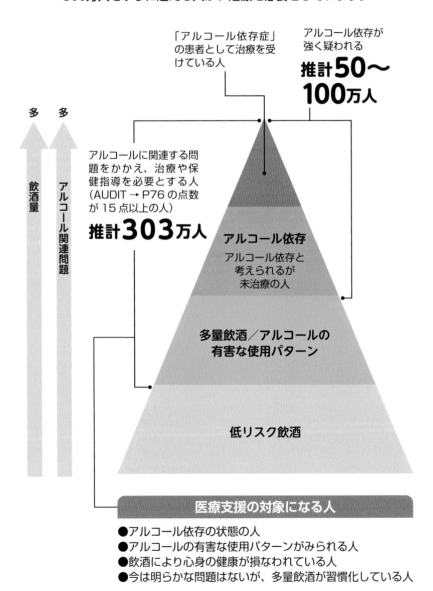

アルコール依存の疑いがないかチェック！

依存の状態から抜け出すのは簡単なことではありません。なるべく早い段階で問題に気づき、手を打つ必要があります。

飲酒のしかたに問題がないか、早い段階で気づくためのツールとして、いろいろなスクリーニングテストがあります。医療機関でよく使われるのは、CAGE《ケージ》（アルコール依存症スクリーニングテスト）や、AUDIT《オーディット》（アルコール使用障害同定テスト）といった自己記入式のテストです。

CAGEの質問は4項目だけ。2項目以上に当てはまるようなら、アルコール依存の可能性が高いと判断されます。職場の健康診断などで実施されている検査結果を分析すると、アルコール依存の患者を「疑いあり」と正しく判定できる率（敏感度といいます）は77・8％、アルコール依存ではない人を「疑いなし」と正しく判断できる率（特異度といいます）は92・6％にのぼります。簡易なテストですが、精度の高い検査法といえるでしょう。

一方、AUDITは、WHOによって開発された問題飲酒者のスクリーニングテストで、アルコール関連問題の重症度を測定するための検査として、国際的に広く使用されています。10項目の質問のうち、質問1～3は現在の飲酒量や飲酒頻度の現状の確認、質問4～10は過去1年間に生じた飲酒に関連する問題の有無、問題がある場合にはその頻度を確認し、点数化していきます。アルコール依存が疑われる人を識別するだけでなく、将来的に依存に至るリスクのある飲酒者の判別にも役立ちます。ふるい分けの目安は国によって異なりますが、日本では8点以上でなんらかの「問題飲酒」、15点以上をアルコール依存の疑いとしています。

スクリーニングテストは、あくまでも簡易的な評価であり、医師による診断とは異なるものですが、相談や受診を考える目安として活用できます。

CAGE(アルコール依存症スクリーニングテスト)設問

CAGEは、アルコール依存かどうかを選り分ける
スクリーニングテストとして、よく用いられています。
CAGEの名称は、それぞれの質問の頭文字からとっています。

以下の質問に「はい」か「いいえ」で答えてください。

Cut down　減酒

飲酒量を減らさなければいけないと感じたことがありますか？

Annoyed by criticism　批判に悩まされる

あなたの飲酒について批判され、煩わしく思ったことはありますか？

Guilty feeling　罪悪感

お酒を飲むことに対して罪悪感がありますか？

Eye opener　迎え酒

神経を落ち着かせたり、二日酔いを治すために「迎え酒」をしたことがありますか？

2項目以上当てはまれば、アルコール依存の疑いがあります。
1つ目の質問項目のみ「はい」の場合は問題ありませんが、
2～3つ目の質問が「はい」の場合は、注意が必要です。

AUDIT（アルコール使用障害同定テスト）

各質問を読み、当てはまる答えをチェックして、それぞれの点数を合計してください。

1．あなたはアルコール含有飲料をどのくらいの頻度で飲みますか？
0点　飲まない
1点　1ヵ月に1度以下
2点　1ヵ月に2～4度
3点　1週に2～3度
4点　1週に4度以上

2．飲酒するときには、通常どのくらいの量を飲みますか？
P78の換算表を参考にお答えください
0点　1～2ドリンク
1点　3～4 ドリンク
2点　5～6ドリンク
3点　7～8ドリンク
4点　10ドリンク以上

3．1度に6ドリンク以上飲酒することがどのくらいの頻度でありますか？
0点　ない
1点　1ヵ月に1度未満
2点　1ヵ月に1度
3点　1週に1度
4点　毎日あるいはほとんど毎日

4．過去1年間に、飲み始めると止められなかったことが、どのくらいの頻度でありましたか？
0点　ない
1点　1ヵ月に1度未満
2点　1ヵ月に1度
3点　1週に1度
4点　毎日あるいはほとんど毎日

5．過去1年間に、普通だとおこなえることを、飲酒していたためにできなかったことが、どのくらいの頻度でありましたか？
0点　ない
1点　1ヵ月に 1度未満
2点　1ヵ月に 1度
3点　1週に 1度
4点　毎日あるいはほとんど毎日

6. 過去1年間に、深酒の後体調を整えるために、朝迎え酒をせねばならなかったことが、どのくらいの頻度でありましたか？
0点　ない
1点　1ヵ月に1度未満
2点　1ヵ月に1度
3点　1週に1度
4 点毎日あるいはほとんど毎日

7. 過去1年間に、飲酒後罪悪感や自責の念にかられたことが、どのくらいの頻度でありましたか？
0点　ない
1点　1ヵ月に1度未満
2点　1ヵ月に1度
3点　1週に1度
4点　毎日あるいはほとんど毎日

8. 過去1年間に、飲酒のため前夜の出来事を思い出せなかったことが、どのくらいの頻度でありましたか？
0点　ない
1点　1ヵ月に1度未満
2点　1ヵ月に1度
3点　1週に1度
4点　毎日あるいはほとんど毎日

9. あなたの飲酒のために、あなた自身か他の誰かがけがをしたことがありますか？
0点　ない
2点　あるが、過去1年にはなし
4点　過去1年間にあり

10. 肉親や親戚、友人、医師、あるいは他の健康管理にたずさわる人が、あなたの飲酒について心配したり、飲酒量を減らすように勧めたりしたことがありますか？
0点　ない
2点　あるが、過去1年にはなし
4点　過去1年間にあり

判定
0〜7点　今のところ問題はないようです。
8〜14点　将来的に飲酒問題が起きたり、あるいはすでに生じたりしている危険性があります。酒量を減らしたほうがよいでしょう。
15点以上　アルコール依存（症）の疑いがあります。自分の飲み方について精神保健福祉センターや依存症専門医療機関に相談してみましょう。

ドリンク換算表

	アルコール度数	量	ドリンク数	純アルコール量
ビール	5％	コップ1杯(180mL)	0.7	7g
		中瓶(500mL)	2.0	20g
		大瓶(633mL)	2.5	25g
		レギュラー缶(350mL)	1.4	14g
		ロング缶(500mL)	2.0	20g
		中ジョッキ(320mL)	1.3	13g
日本酒	15%	1合(180mL)	2.2	22g
		おちょこ1杯(30mL)	0.4	4g
焼酎	20%	1合(180mL)	2.9	29g
	25%	1合(180mL)	3.6	36g
チューハイ	7%	レギュラー缶(350mL)	2.0	20g
		ロング缶(500mL)	2.8	28g
		中ジョッキ(320mL)	1.8	18g
ワイン	12%	ワイングラス1杯(120mL)	1.2	12g
		ハーフボトル(375mL)	3.6	36g
		フルボトル(750mL)	7.2	72g
ウィスキー	40%	シングル水割り(原酒30mL)	1.0	10g
		ダブル水割り(原酒60mL)	2.0	20g
		ボトル1本(750mL)	23.0	23g
梅酒	13%	1合(180mL)	1.9	19g
		おちょこ1杯(30mL)	0.3	3g

第3章

薬物依存の実態と特徴

アルコール以外の薬物に対する依存というと、覚醒剤や大麻など、違法な薬物の使用が思い浮かぶかもしれません。たしかに、それら違法な薬物の使用は大きな問題ですが、法に反することなく入手可能なものが、依存の対象になっていく場合もあります。

薬物依存の人はどれくらいいるのか

一筋縄でとらえられない依存

依存性がある薬物のなかには、ニコチン（タバコ）のように、二〇歳以上であれば嗜好品として使用が認められているものもあれば、法律で所持や使用などが禁じられているものもあります。市販薬や、購入にあたって医師の処方が必要な薬が依存の対象となることもあります。使用される状況はいろいろで、違法なものかどうかで使用者への対応は変わる面もあります。その実態は一筋縄ではとらえられません。

一方で、精神作用をもつ物質であるという点は、どの薬物も共通しています。精神作用の現れ方は、興奮をもたらすもの、鎮静させるもの、幻覚を起こしやすくするものに大別され、いくつかの作用を併せもつ薬物もあります。いずれにせよ第1章で示したように「依存」を含めた「使用症」を起こす可能性のある物質が依存性薬物です。嗜好品、医薬品として使用が認められている薬であっても、使い方しだいでは依存に至るおそれがあります。

依存性薬物の多くは脳の報酬系の働きを強めるため、「また使いたい」という欲求や、実際に使用をくり返すという行動につながりやすくなります。そして使用を重ねる結果、心身に有害な影響が現れたり、依存の状態につながったりしやすいのです。

なお、医学的な診断基準からは「乱用」と「依存」の区別はなくなり、「使用障害（使用症）」とされています（↓P24）。しかし、社会的には「薬物乱用」という言葉も使われます。本来の目的や社会的なルールから外れた使い方が「乱用」です。適切な使い方と区別するため、あるいは違法な薬の使用は1回かぎりであってもルール違反であることを示すため、「乱用」という言葉も使われ続けているのです。

依存性薬物のいろいろ

依存の対象になりうる薬物は、精神作用の現れ方、
法的な取り扱いの違いなどで、いくつかに分けてとらえられます。
主なものは次のとおりです。

●精神刺激薬関連（興奮作用がある）　◎精神抑制薬関連（鎮静作用がある）
★幻覚薬関連（幻覚作用がある）

所持・使用などが法律で禁止されているもの

いわゆる違法薬物。どのような場合でも、所持や使用は認められていない

●覚醒剤（主にメタンフェタミン）
●コカイン
●合成カチノン（危険ドラッグの一種）
◎オピオイドの一部（ヘロインなど）
★大麻※　※繊維材料として許可を受けて栽培・利用されることはある
★合成カンナビノイド（危険ドラッグの一種）
★ MDMA　★幻覚薬

※2023年12月現在

使い方によっては違法となるもの

毒物、劇物として法規制の対象になっている

◎揮発性溶剤（シンナー、トルエンなど。ガスの吸入は違法）
★解離性麻酔薬（ケタミンなど。許可のない所持・使用は違法）

ここに挙げたもの以外でも精神作用をもたらすもの、ときには精神作用をもたないものが乱用され、手放せない状態になることはある（→ P23）

法律の規制を受けたうえでの使用は認められているもの

医療用医薬品として使われることはあるが、法で規制されている

●精神刺激薬の一部（ADHD 治療薬など）
◎オピオイドの一部（モルヒネ、フェンタニルなど）
◎睡眠薬、抗不安薬、鎮痛薬などの処方薬

法律上、自由に使用できるもの

基本的には自由に購入でき、使用にあたって法律的な制限はない

●ニコチン（20 歳未満の喫煙は違法）
●カフェイン　◎アルコール

一部の市販薬は依存対象になりうる。抑制作用をもつ成分を含むものが多いが、興奮作用のあるカフェインが添加されていることもある

「害」の現れ方はさまざま

　薬物依存は、アルコール依存と同様、物質使用症群のひとつの状態としてとらえられます（↓P25）。依存とまではいえなくても、薬物を使っている人に「有害な使用エピソード」や「有害な使用パターン」がみられるようであれば、薬物使用症として、対応が必要な状態ととらえられます。

　薬物使用による「害」は、1回かぎりの使用で生じることもあれば（エピソード）、使用のたびにくり返されていることもあります（パターン）。ただし、具体的な症状の現れ方は、薬の種類によって多少違いがあります。

　一過性の薬物中毒は、どの依存性薬物でも、1回かぎりの使用でも起こるおそれがあります。使用する薬物の種類や使用量によっては、命にかかわることもあります。

　薬剤の使用中にせん妄を起こすこともあります。使用をくり返すことで、妄想やせん妄、抑うつや不安などの精神症状が長く続くようになることもあります。ニコチンやカフェインは、せん妄などの症状は起こさないとされますが、ニコチン摂取の主要な方法となってきた喫煙が自他の身体的な健康を害する大きな要因になることは、よく知られています。覚醒剤などは、注射器の使いまわしによる感染なども有害な影響のひとつといえます。

　連続使用していた薬を急に減らしたりやめたりしたときに起こる離脱症状も、たいていの薬で生じます。離脱症状はみられず、身体的な依存は生じない場合でも、「また使いたい」という渇望、精神的な依存は生じます。

　違法な薬物に関していえば、所持したり使用したりすることで刑罰を受けるおそれもあります。違法な薬物の使用に対しては、飲酒以上に厳しい目が向けられています。社会的な信頼を損なうことも、有害な影響といえます。

用語解説　せん妄　脳が機能不全を起こし、軽い意識障害や注意障害を中心に幻覚などの精神症状がみられる状態。薬物の使用時のほか、離脱症状として現れることもある

依存性薬物の使用がもたらす「害」

精神作用物質のなかには、治療効果を期待して使われるものもあります。
しかし、どんな薬でも有害な影響をもたらすおそれはあります。

中毒症状
一過性の症状で、薬物から体内から排出されれば弱まるが、重症の場合、昏睡や呼吸の停止、けいれん、不整脈、突然死などの原因になることもある

薬の直接的な影響による問題
せん妄をはじめ、さまざまな精神症状と、その影響による行動の変化。事件や事故につながるおそれもある

せん妄
- 会話にまとまりがなくなり、ぼーっとしている
- 興奮して眠らない
- 時間や日づけ、自分のいる場所などがわからなくなる
- 人が変わったように不機嫌で、イライラしている
- 実在しない人やものが見える（幻視）

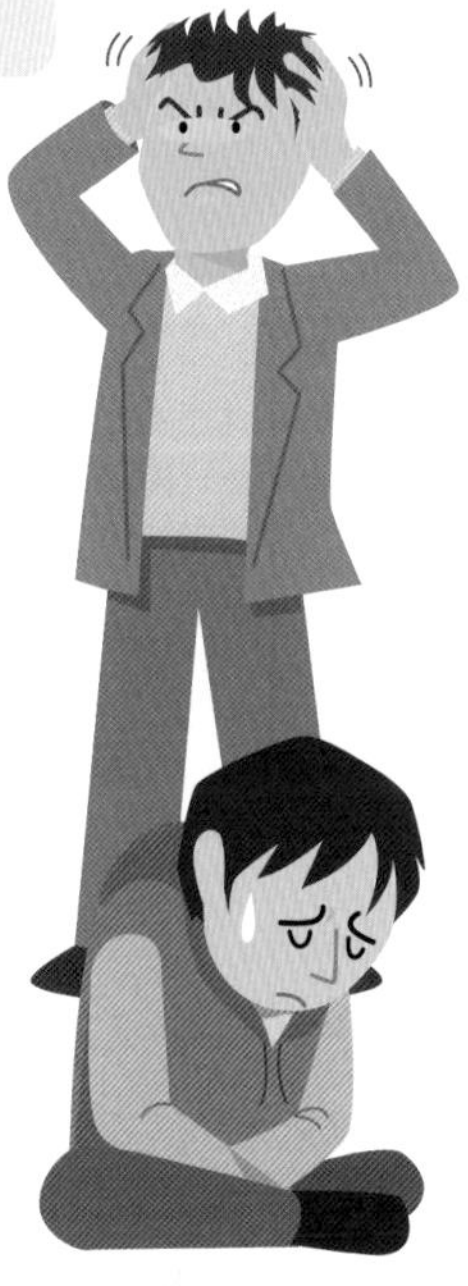

刑罰の対象になること
違法薬物の使用はときに刑罰の対象となり、前科がつくこともある

離脱症状
長く使ってきた薬物をやめようとすると、イライラ、不安、不快な気分、睡眠障害などが現れる

長期的な心身の健康への悪影響
長期使用により精神症状が慢性化したり、身体的な健康を害したりすることもある

依存
使用を重ねるうちに使用欲求が高まり、コントロールできなくなっていく

増えている処方薬や市販薬への依存

先述のとおり、アルコール依存は少なくとも50万人、有害な使用パターンがみられる人を含めれば300万人を超えると考えられます。一方、アルコール以外の薬物依存がどれくらいの人にみられるかを示すのは簡単ではありません。

ニコチン以外の薬物依存の治療のために精神科に入院したり、通院したりしている人の数は年間約1万5000人といわれます。医療機関にかかることなく有害な使用を続けている人、依存の状態に陥っている人も数多くいると考えられるため、この数字自体は実態を正しく反映しているとはいえません。しかし、医療機関にかかっている患者さんの傾向から、みえてくることもあります。それぞれの患者さんの現在の症状に最も関連すると考えられる使用薬物の種類の調査では、年々、睡眠薬や抗不安薬、市販薬といった「違法ではない薬物」の比率が増えており、近年は受診者の約半数を占めるようになっているのです。

半面、違法な薬物の代表ともいえる覚醒剤の割合は減っています。また、近年検挙数が増加している大麻については、受診者に限っていえば、極端に割合が少ないままです。使用者自身は困っていなかったり、困っていても通報をおそれたりして、自分から医療機関に出向く人は少ないでしょう。違法な薬物に関しては、検挙数のデータも参考になるでしょう（↓P87）。

なお、ニコチン依存を引き起こすタバコの使用に関しては、国民健康・栄養調査で喫煙の状況を調べているので、比較的正確に使用実態を知ることができます。年々喫煙率は減り続けてきましたが、近年下げ止まっているとも指摘されています。日本の喫煙人口は2019年の時点で約1800万人、そのうち1200万人を超える人が、ニコチン依存の状態にあると推定されています。

使用者の多い依存性薬物の種類

薬物使用に関する問題をかかえた患者さんが、
過去1年間に主に使っていた薬の種類を調べた調査では、
年々「違法ではないもの」が増えています。

全国の精神科医療施設における薬物関連精神疾患患者の「主たる薬物」の構成比率（%）

調査実施年（対象者数）	2012 (n=546)	2014 (n=1,010)	2016 (n=1,098)	2018 (n=1,149)	2020 (n=1,129)	2022 (n=1,036)
覚醒剤	28.9	27.5	38.1	39.3	36.0	28.2
睡眠薬・抗不安薬	20.9	16.9	27.9	29.9	29.5	28.7
市販薬	2.7	3.8	8.2	9.1	15.7	20.0
多剤乱用	7.3	4.9	7.3	5.9	7.3	5.8
大麻	1.8	2.7	4.9	5.6	5.3	7.8
揮発性溶剤（シンナー）	5.3	4..4	7.7	4.3	2.7	3.2
非オピオイド性鎮痛剤	2.0	1.8	1.0	0.7	0.7	1.1
その他	4.8	3.0	1.2	2.3	0.7	2.7
オピオイド	0.0	0.0	0.5	0.6	0.5	0.8
コカイン	0.2	0.0	0.1	0.3	0.4	0.1
MDMA以外の幻覚剤	0.4	0.0	0.3	0.1	0.4	0.4
危険ドラッグ	25.1	34.7	2.5	1.2	0.3	0.3
ADHD治療薬	0.2	0.2	0.1	0.4	0.2	0.8
MDMA	0.0	0.2	0.1	0.0	0.1	0.3
ヘロイン	0.4	0.1	0.3	0.3	0.1	0

主たる薬物は「現在の精神科的症状に関して、臨床的に最も関連が深いと思われる薬物」と定義。対象は、過去1年以内に薬物使用が認められた患者
（全国の精神科医療施設における薬物関連精神疾患の実態調査）

検挙数でみる違法薬物の傾向

医療機関を対象にした調査では現れにくい違法な依存性薬物の使用の実態については、*検挙人員（検挙された人の数）の変化がひとつの参考になります。もちろん、使用者のすべてが検挙されているわけではなく、検挙数自体、氷山の一角であることはいうまでもありませんが、一定の傾向はつかめます。

依存性薬物を取り締まる法律としては、覚醒剤取締法、大麻取締法、麻薬及び向精神薬取締法、あへん法などがあります。シンナーなどの揮発性溶剤（有機溶剤）については毒物及び劇物取締法、危険ドラッグについては医薬品医療機器等法という法律によって規制されています。

過去50年の変化をみてみると、使用される違法薬物の種類は大きく変化していることがわかります。同時に、違法薬物全体をみれば、検挙数はこの50年間で大きく減ってきていることがみてとれます。

1970年代には、中高生を中心にシンナーなどの使用が目立ちましたが、1993年には覚醒剤による検挙数を下回り、その後も減少し続けています。その後、検挙数1位の座を占め続けている覚醒剤は、1990年代半ば、いわゆるバブル経済の崩壊に伴い乱用が目立つ時期がありましたが、近年、減少傾向にあります。ただし、覚醒剤については7割が再犯者ともいわれています。何度も使用を重ねていることの表れでもあり、依存の状態にある人が多いと考えられます。

一方、唯一、検挙数の増加が続いているのが大麻です。大麻取締法違反による検挙数は近年急増しており、とくに20歳未満および20歳代の増え方が目立ちます。また、一時期、ほとんど姿を消していた危険ドラッグを扱う店舗が、再び増えているという報道もあります。危険ドラッグもまた、若年層の使用が多い薬物とされており、若い世代での違法薬物の広がりが懸念されています。

用語解説 検挙　警察などの捜査機関により、犯罪をおかした疑いがある被疑者とされ、逮捕される、あるいは在宅のまま捜査の対象となること

薬物事犯による検挙数の移り変わり

薬物に関する法律違反を薬物事犯といいます。
薬物事犯者は、犯罪・非行をした者であると同時に、薬物依存の状態に陥っている「患者」でもある場合が多いと考えられます。

薬物事犯の検挙人員の推移（1971～2020年）

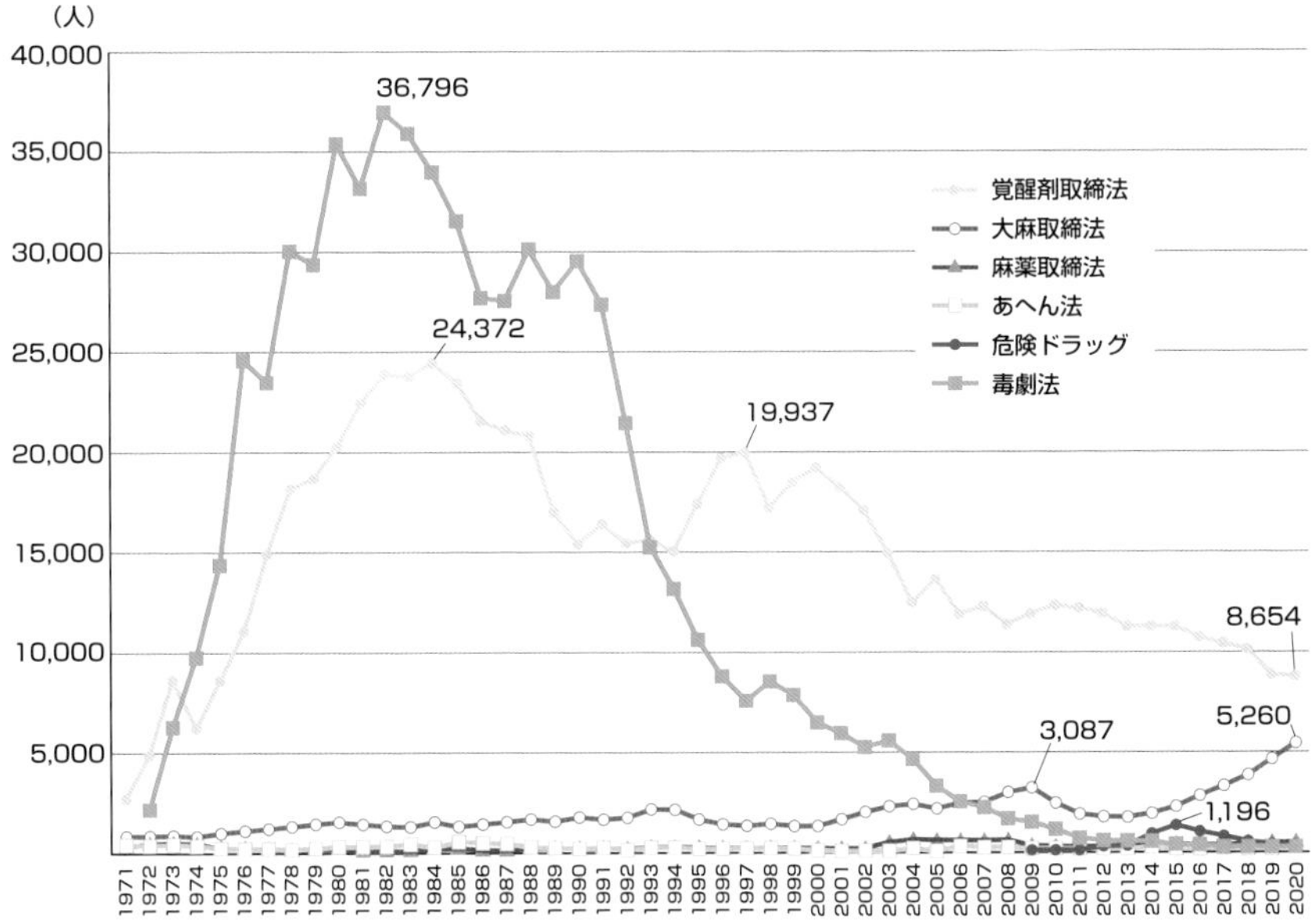

（嶋根卓也：犯罪白書の令和3年で公表されているデータをもとに作図）

違法薬物の代表は「大麻」と「覚醒剤」

覚醒剤使用者にみられる高齢化と多様化

覚醒剤とは中枢神経を興奮させる作用をもつ「精神刺激薬」の一種です。日本で流通している覚醒剤は、メタンフェタミンという強い依存性のある物質であることがほとんどです。

覚醒剤の使用時には脳内のドパミン放出量が増えます。ドパミンの増え方が速いほど使用時の快感はより強く感じられるとされます。薬の成分は、飲むよりも吸ったり注射したりするほうが脳に速く到達し、ドパミンの上昇速度もより速くなります。そのため、覚醒剤は、通常あぶって煙を吸ったり、溶かして静脈に注射したりして使われます。性的快感を高めるために使われることも多いといわれます。

覚醒剤に含まれる成分は中枢神経系の異常な興奮を引き起こし、さまざまな精神症状をもたらすとともに、交感神経の働きを強めます。気分が高揚し、過覚醒*の状態になるため、いつまでも眠らずにゲーム、性行為、掃除といった活動に熱中するなどといった行動がみられます。その分、使用後は食事もとらずに数日間眠り続けることが多いようです。

覚醒剤の使用をくり返すと、比較的早い時期に依存の状態に至るとされます。離脱症状をまねくような身体依存は起こりにくいものの、強い精神依存と精神症状をもたらすのが覚醒剤の特徴です。使用を重ねるうちに渇望は強まり、そのために使用のくり返しが起こりやすくなります。

覚醒剤取締法違反で検挙された人の年齢は、近年は40～50代以上が多く、若い世代は減っています。高齢化が進む一方で、インターネットを利用して入手する人も増え、性別、年齢、職業については多様化が目立つようになってきたといわれます。

用語解説
過覚醒　脳が過度の興奮状態に陥った状態。自律神経のうち、体を活動に適した状態にする交感神経の働きが強まる

覚醒剤使用で起こりうること

覚醒剤は、強い精神依存を引き起こしやすい物質です。
身体的な離脱症状の苦しさからというより、
「どうしても使いたい」という強い欲求が使用のくり返しをまねきます。

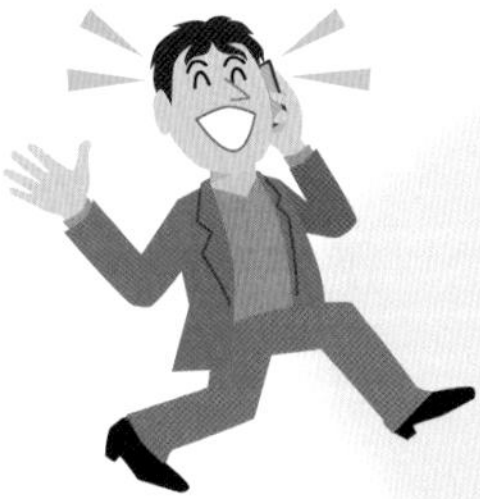

覚醒剤使用でみられる妄想

被害を受けている、追われている、親しい相手が浮気しているなど。幻覚は幻聴として現れることが多い。くり返し使用していると、使っていないときにも疑り深さ、音に対する敏感さが消えず、被害妄想につながり、それが粗暴な行為をまねくことになる場合もある

使用中は疲れ知らず

興奮、気分の高揚、過覚醒、多弁、不眠の状態に。発汗、吐き気、嘔吐、動悸、頻脈、血圧上昇がみられたり、瞳孔が開きっぱなしになったり、妄想、幻聴、混乱が生じたりすることも

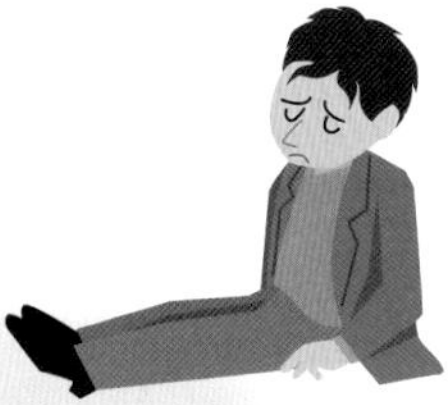

薬が切れると疲労困憊

疲労、不快感、なにもする気になれない、抑うつ、過眠、過食など

また使いたくなる

数日～1週間頃より情緒不安定。使いたい気持ちが高まる（渇望期）

使用をくり返すうちに耐性が生じ、使用量や頻度が増えやすい

▼ ADHD治療薬で依存が起こる？

脳内でドパミンを増やす作用のあるアンフェタミンは、ADHD（注意欠如多動症）の治療に用いられることがあります。ただし、アンフェタミンそのものではなく、体内でゆっくり変化して作用を発揮する前駆物質やプロドラッグを使うので、脳内でのドパミンの増え方はゆるやかであり、依存リスクは少ないといえます。

若い世代で検挙者が増えている「大麻」

大麻（マリファナ）には、乾燥させた花穂《かすい》や葉、それらから抽出した樹脂やリキッドなど、さまざまな形状のものがあり、燃やして煙を吸う、食品に混ぜて食べるなど、摂取のしかたもいろいろです。

大麻には、中枢神経の興奮を鎮める作用と知覚に変容をもたらす作用があります。緊張がやわらぎ、多幸感をもたらす、音、色などがより鮮明に感じられる、時空がゆがんだように感じられるなどといったことがあるようです。しかし、必ずしも心地よい感覚が得られるとは限らず、バッドトリップといわれるような、強い不安感や恐怖感に襲われる場合もあります。大量に摂取した場合、幻覚や運動失調などの急性中毒症状が現れることもあります。

1回でも大麻を使用したことがある人は、日本では70～80人に1人程度とされます（2021年現在）。違法薬物のなかでは、生涯経験率の高いものといえます。大麻の法的な扱いは国や地域によって違いがあり、それほど危険なものではないと考えている人も少なくないようです。

しかし、大麻は身体依存も精神依存も生じうる依存性の物質です。

大麻使用率の高いアメリカでの大規模調査によると、大麻使用者のうち、使用症のレベルにある人は3割程度とされます。とくに10代で使用を始めた場合、成人後に経験した場合にくらべ、急激に使用症へと進みやすいといわれます。また、若いうちから大麻を使い始めた習慣的な大麻使用者は、うつ病や統合失調症などの発症リスクが高くなるともいわれています。刑罰の対象となるという点を除いても、決して無害な薬物とはいえません。

大麻に含まれる成分を、難治性てんかんの治療薬として用いている国もあり、日本でも医薬品に限って使用が認められるようになる可能性はありますが、嗜好品として合法化される動きはありません。

大麻にまつわる話題のいろいろ

「大麻は体に悪いものではない」「大麻使用は個人の自由」などと
考える人が増えているようです。
しかし、安全なものとはいえない性質があります。

使用者は若い人だけ？

若い世代で多いが、中高年も一定数いる

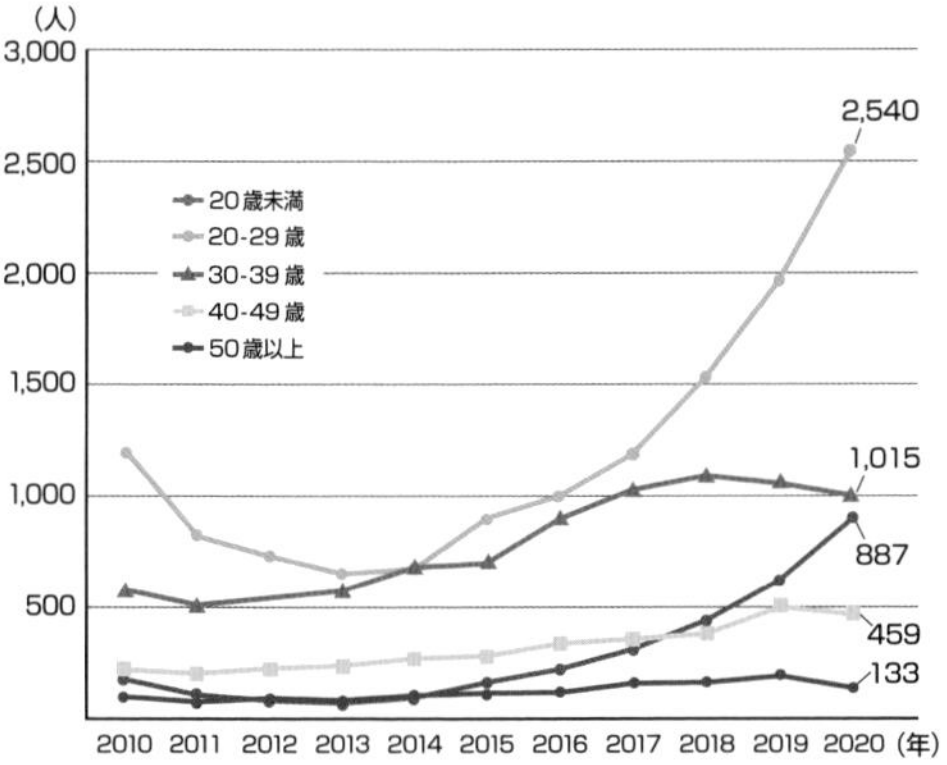

大麻取締法違反の検挙人員の推移（2010～2020年）
（嶋根卓也：犯罪白書の令和3年で公表されているデータをもとに作図）

タバコよりも害がない？

タバコの煙と同じように、大麻の煙にも発がん性物質などが多く含まれている。タバコより健康被害が少ないとはいえない

海外では自由に使える？

嗜好品として大麻の使用を認めている国や地域もあるが、なにも規制がないわけではなく、年齢制限をはじめ、さまざまな規制を課しているところが多い

医療用大麻が認められる？

大麻には、テトラヒドロカンナビノール（THC）、カンナビジオール（CBD）などの成分が含まれている。このうちCBDについては、難治性てんかんの治療薬として実用化されている国もある。このほか、鎮痛薬などとしての使用を認めている地域や国もある

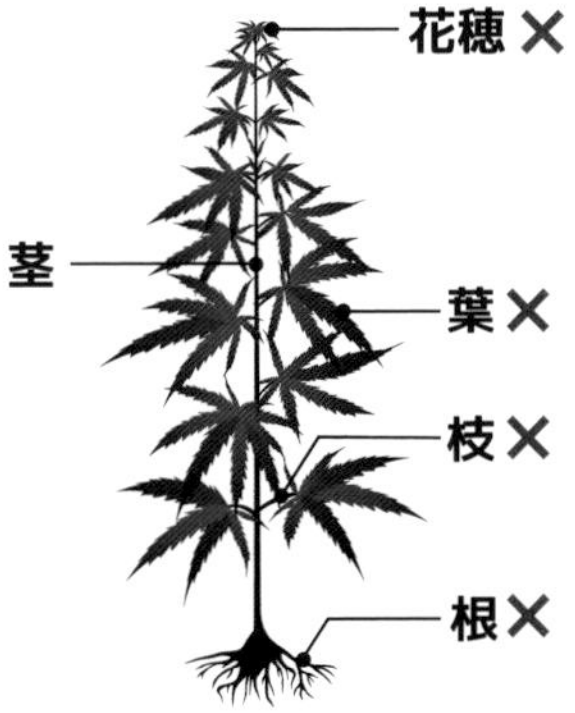

CBDは成熟した茎や種子から
抽出・製造される

日本では少ない、その他の違法薬物

日本では、依存の対象となりうる薬物のうち、違法なものの大半は覚醒剤と大麻で占められていますが、使用が禁じられている薬物はほかにもいろいろあります。

興奮作用をもつコカインは、世界的にみれば流通量の多い依存性薬物です。細かく砕き、鼻から吸入して使用します。即効性があるものの、持続時間は短いため、何度も使用をくり返すうちに精神的な依存が生じやすくなるといわれます。身体依存は少ないものの、過量服薬（オーバードーズ）により血圧の上昇や頻脈が起こり、突然死の原因になることもあります。

各種の幻覚剤が乱用されることもあります。危険ドラッグは、大麻や覚醒剤の構造を一部変え、法の網をすり抜けて流通していたもの。法規制が厳しくなり一時市場から姿を消したといわれますが、完全に消えたわけでもありません。

精神抑制薬の代表格は、モルヒネ、ヘロイン、フェンタニル、オキシコドンなど「オピオイド」といわれる薬物です。オピオイドというのは「中枢神経や末梢神経に存在する特異的受容体（オピオイド受容体）に結合し、モルヒネに似た作用を示す物質の総称」です。モルヒネは、ケシの実からつくられるあへんの成分を抽出した植物由来のオピオイドで、モルヒネを改変してヘロインがつくられます。フェンタニルやオキシコドンは化学物質を合成したり、一部を合成したりしてつくられたものです。エンドルフィンという、体内で産生される内因性オピオイドもあります。鎮静作用と同時に多幸感をもたらすのがオピオイドの特徴とされます。日本では、強力な鎮痛薬として医療用に用いられることがほとんどで、違法な流通、使用は少ないようです。医師の管理のもとで適切に使用されているかぎりは、問題はないといえます。

覚醒剤・大麻以外の違法薬物

依存性があるだけでなく、危険な作用もあることから、
1回の使用でも禁じられています（医師の処方に基づく場合を除く）。

オピオイド

多幸感を得るための使用は依存につながりやすい。身体依存も強く、離脱症状として下痢、発汗、吐き気や嘔吐、筋肉の痛み、涙や鼻水の増加、腹痛などの身体症状のほか、怒り、絶望、不安、不眠、無気力感などの精神症状を起こしやすい

幻覚剤

LSD、PCP（エンジェルダスト）、メスカリン、マジックマッシュルーム、シロシビンなど、さまざまな種類がある。知覚の変容をもたらすもので、作用の現れ方は一律ではない。ふるえや頻脈、発汗などの身体症状も起こる

揮発性吸入薬

シンナーなどは、他の依存性薬物にくらべて安価で入手しやすいうえ、吸入するとすぐに酩酊感をもたらすことから、かつては中高生の利用が目立った。脳の萎縮、脳血流の低下など、脳機能の障害を引き起こす危険がある

コカイン

コカノキの葉から抽出される成分。身体依存は少ないが、多幸感が強く、作用時間が短いことから使用のくり返しが起こりやすい。大量摂取により突然死することも

MDMAは幻覚剤の一種

「エクスタシー」の通称で知られる。化学構造は覚醒剤に似ており、中枢神経を興奮させる作用をもつが、幻覚作用もある。

解離性薬物

脳の表面に近いところの働きを抑制し、奥にある部位の働きは活性化させる作用をもつ。解離性薬物のひとつであるケタミンは、麻酔薬として用いられているが、幻覚作用もあり、乱用されることがある

危険ドラッグ

大麻に似た合成カンナビノイド、アンフェタミンに似た合成カチノンなど、化学構造式が既存の違法薬物と少し異なることから規制の対象とされず、若者を中心に流行がみられたが、規制のしかたが変わったことで違法薬物に

「合法なもの」でも依存は生じる

喫煙者の多くはニコチン依存の状態

近年喫煙率は減少傾向にあるとはいえ、タバコの葉に含まれるニコチンは、アルコールを除けば最も使用者の多い依存性物質で、使用者の多くは依存の状態にあると考えられます。タバコを吸うと、数秒のうちに肺から脳にニコチンが届きます。ドパミンが放出され、報酬系回路の働きが活発になります。ニコチンは、ドパミン以外の神経伝達物質の分泌にもかかわっており、脳の働きに影響を及ぼします。そのため、脳が覚醒するように感じたり、気分が落ち着いたりするように感じたりするようです。

喫煙を続けるうちに耐性が生じ、使用量の増加が起こりやすくなるとともにニコチンの離脱症状が現れやすくなります。アルコールほどではないものの、コカインより離脱症状は強いという報告もあります。だからこそ禁煙は難しく、イギリスの王立内科学会の報告書によれば、自力で禁煙を試みた人の3分の2は3日以内に喫煙を再開するとされます。

タバコは合法的な嗜好品で、かつては喫煙率が非常に高かったうえ、禁煙できなくても、直接、家庭や仕事の崩壊につながるようなことは少なかったことから、ニコチン依存の問題はあまり重視されてきませんでした。しかし、ニコチン依存により喫煙を続ければ、他の有害物質も同時に摂取し続けることになります。健康被害は重大です。近年、加熱式タバコの使用者も増えています。ニコチンを含んだ溶液を熱し、発生したエアロゾルを吸い込むもので、当然、ニコチン依存は起こりえます。紙巻タバコにくらべニコチン以外の有害物質は少ないとされますが、「比較すれば」というだけで、有害であることに変わりはありません。

TDS ニコチン依存度テスト

ニコチン依存に関しては治療法が用意されています(→第4章)。
治療の対象になるかを判断する目安となるのが、ここに示す
TDS(Tobacco Dependence Screener)ニコチン依存度テストです。

設問内容

1 自分が吸うつもりよりも、ずっと多くタバコを吸ってしまうことがありましたか?
2 禁煙や本数を減らそうと試みて、できなかったことがありましたか?
3 禁煙したり本数を減らそうとしたときに、タバコがほしくてほしくてたまらなくなることがありましたか?
4 禁煙したり本数を減らしたときに、次のどれかがありましたか?(イライラ、神経質、落ち着かない、集中しにくい、ゆううつ、頭痛、眠気、胃のむかつき、脈が遅い、手のふるえ、食欲または体重増加)
5 4でうかがった症状を消すために、またタバコを吸い始めることがありましたか?
6 重い病気にかかったときに、タバコはよくないとわかっているのに吸うことがありましたか?
7 タバコのために自分に健康問題が起きているとわかっていても、吸うことがありましたか?
8 タバコのために自分に精神的問題※が起きているとわかっていても、吸うことがありましたか?
9 自分はタバコに依存していると感じることがありましたか?
10 タバコが吸えないような仕事やつきあいを避けることが何度かありましたか?

※禁煙や本数を減らした時に出現する離脱症状(いわゆる禁断症状)ではなく、喫煙することによって神経質 になったり、不安や抑うつなどの症状が出現している状態

判定 はい1点 いいえ0点として計算し、
合計点が5点以上の場合はニコチン依存が疑われる

(日本循環器学会ほか 禁煙治療のための標準手順書第8版による)

睡眠薬・抗不安薬──2つのパターンがある

睡眠薬や抗不安薬として用いられる薬には、脳の興奮を抑制する作用があります。神経細胞に抑制のシグナルを伝える受容体に結びつき、神経の興奮を鎮めるとされます。依存を引き起こしやすいのは、「ベンゾジアゼピン系」と総称される薬です。

服用すればすぐに効果が現れやすく、副作用も少ない使い勝手のよい薬として、精神科にかぎらず、さまざまな診療科で、「眠れない」などと訴える患者さんに処方されてきた歴史があります。少量であれば長く使っていても問題がないと考えられてきましたが、そうとも言い切れない面もあります。

ひとつは、使用量が多くなくとも身体依存が形成されやすいという点です。身体依存が生じれば、服薬を急にやめると離脱症状が起こります。「もうやめたい」と思っていても、強い離脱症状に苦しみ、結局はやめられないという状態に陥りやすいのです。この状態は「常用量依存」といわれます。また、「効果が現れやすい」という点が乱用につながることもあります。睡眠薬や抗不安薬の乱用が始まる動機は、不眠や不安、抑うつ気分をなんとかしたい、苦痛を減らしたいということが大半です。本来、耐性は生じにくい薬とされますが、自己治療的に用いられる場合には、過量服薬（オーバードーズ）が起こりやすくなります。なんとしてでも薬を入手しようとする行動などが目立つようにもなり、依存の状態になっていくことも少なくありません。

一度に大量の薬を飲めば、中毒が起こりやすくなります。過量服用そのものが直接の死因となるおそれは低いものの、中毒症状を起こし、救急搬送される例もあります。

常用量依存を含め、睡眠薬や抗不安薬が依存対象となっている人は、女性が比較的多いのが特徴のひとつです。30～50代になだらかなピークがありますが、70代以上の患者さんも一定数みられます。

処方薬でも依存は生じる

依存が問題になる処方薬は、多くの場合、ベンゾジアゼピン系の睡眠薬や抗不安薬です。「合法だから安全」ともかぎりません。

過量服薬による中毒

過眠、判断力の低下不適切な行動、ろれつがまわらない、運動機能の低下、ふらつき、気分変化、記憶・注意力・集中力の低下、眼振

やめたくても
やめられない
（常用量依存）

過量服用が
やめられない

▼ベンゾジアゼピン系とは？

神経細胞に届けられる抑制系のシグナルを受け取る受容体にみられる、ベンゾジアゼピン結合部位に作用する薬の総称。狭義にはベンゾジアゼピン骨格と呼ばれる構造をもつ薬。広義のベンゾジアゼピン系には、構造が異なる薬（狭義の非ベンゾジアゼピン系）も含まれる

▼依存が問題になりやすいベンゾジアゼピン系の睡眠薬・抗不安薬

エチゾラム（デパス®）
フルニトラゼパム（サイレース®）
ゾルピデム（マイスリー®）
トリアゾラム（ハルシオン®）
ブロチゾラム（レンドルミン®）
など

（「全国の精神科医療施設における薬物関連精神疾患の実態調査」2021による）

処方薬依存の人にみられること

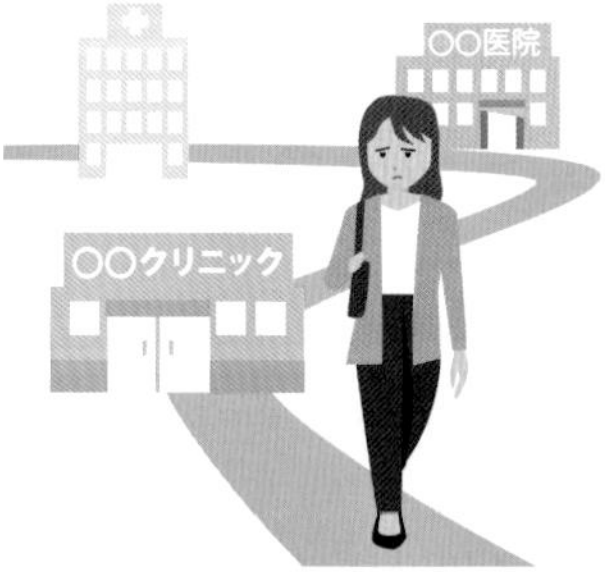

- 通常、処方のきっかけになった疾患が存在する
- ストレス対処法が薬のみ
- 「合法だから大丈夫」という認識
- 頻回の受診、ドクターショッピング
- 自分なりに最良の薬剤があり、特定の薬にこだわる
- 学校や職場、家庭での役割の放棄
- ふらつきなどによるケガ、事故

市販薬・カフェイン――入手しやすさが問題に

薬物依存で治療を受ける人のなかで、市販薬（O*TC薬）を主たる依存薬物とする人が占める割合は、2012年から2022年の10年間で、7倍以上に増加しています（→P85）。

市販薬のなかにも、精神作用をもつ成分を含むものがあります。個々の製品に含まれる量は少なくても、大量に服用すれば、気分が高揚する、あるいはリラックスできるなどといった精神作用が現れやすくなります。市販薬の乱用は比較的若い世代に多く、10代もみられます。対人関係上のストレスなど「生きづらさ」への対処法として、過量服薬（オーバードーズ）をくり返す人が多いようです。その結果、依存が生じたり、命にかかわるような中毒症状を起こしたりする例もあると報告されています。

有害な使われ方をするのは、一部の鎮咳去痰《ちんがいきょたん》薬（いわゆるせきどめ）、総合感冒薬、鎮静薬、解熱鎮痛薬であることが大半です。厚生労働省では「濫用等のおそれのある医薬品」として、指定した成分を含む製剤については、販売時に年齢確認や個数制限をすることを求めています。しかし、複数の店舗を利用するなどして、大量に購入することは可能です。また、厚生労働省が指定する成分が含まれていなければ乱用の危険はない、依存が生じるおそれがないとはいえません。

眠気覚ましなどの目的で多用されるカフェインについても注意が必要です。カフェインは中枢神経を刺激し、覚醒や興奮をもたらす精神作用物質の一種です。カフェインを含むものとしてはコーヒーが有名ですが、近年は「エナジードリンク」などといって、高用量のカフェインが含まれていることをうたった飲料も数多く販売されています。また、カフェインは、総合感冒薬や解熱鎮痛剤、サプリメントなどさまざまな製品に配合されており、知らず知らずのうちに摂取量が過剰になるおそれがあります。

用語解説 OTC薬　処方箋なしに購入できる市販薬のこと。Over The Counterの略。医師が処方する医療用医薬品からOTC薬に切り替えられたものはスイッチOTC薬という

市販薬でも過量服薬は危険

市販薬の多くはさまざま成分を含んでいます。含有量は少なくても大量にのめば作用が強く現れたり、それぞれの成分の相乗効果で思わぬ作用が現れたりするおそれがあります。

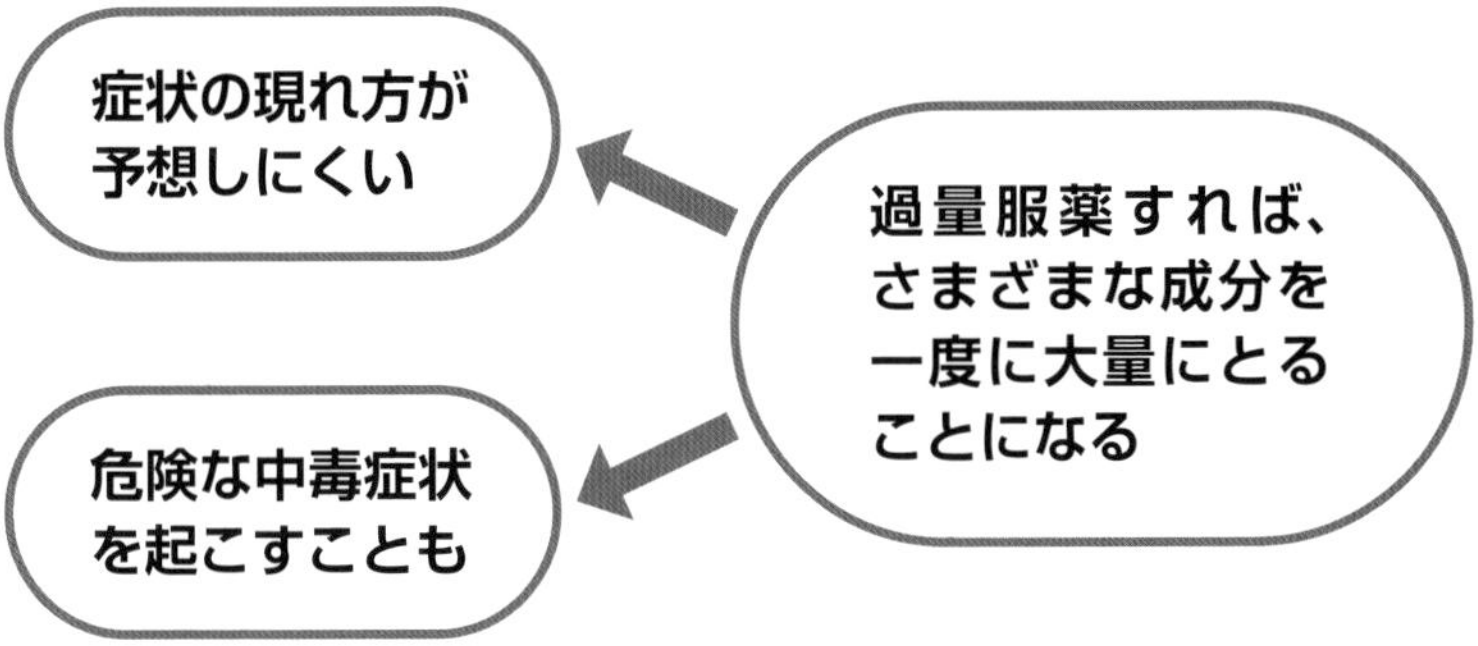
過量服薬すれば、さまざまな成分を一度に大量にとることになる
症状の現れ方が予想しにくい
危険な中毒症状を起こすことも

▼厚生労働省が指定している成分

- エフェドリン
- コデイン
- ジヒドロコデイン
- ブロモバレリル尿素
- プソイドエフェドリン
- メチルエフェドリン

指定外の成分だが、デキストロメトルファンという成分を含むせきどめや、睡眠改善薬などに含まれるジフェンヒドラミンの乱用例もあると報告されている

エフェドリン（プソイドエフェドリン、メチルエフェドリン）は、アンフェタミンやメタンフェタミン（覚醒剤）の原料になりうる成分。神経系の興奮をもたらす

コデイン、ジヒドロコデインはオピオイドの一種。鎮静作用をもつ

ブロモバレリル尿素（ブロムワレリル尿素）は鎮静作用があるが、大量に服用すると呼吸を止めるおそれがある危険な成分

使い方の問題に気づくために

自己チェックで問題の有無、程度をはかる

依存性薬物の使用者は、本来の目的や社会のルールを外れた使い方をしていても、「いつも使っているわけではない」「依存というほどではない」「違法なものではないから問題はない」などと、自分の問題に目を向けようとしないこともあります。

薬物の使い方に問題はないか、あるとしたら、その問題の程度はどれくらいかを確かめる評価尺度のひとつに、＊DASTがあります。カナダの心理学者であるスキナー博士らが開発した自己記入式のスクリーニングテストで、自分で自分の状況をふり返ってチェックしていきます。

DASTでは、依存性薬物の使用によって起こり得ることを、家庭や仕事、社会生活への影響、法律的な問題、医学的な問題など幅広くとらえ、チェックしていくことができます。使用している薬物の種類や使用頻度、使い始めてからの期間などにかかわらず、問題の有無やその程度を把握するのに役立ちます。

DASTには、項目数の異なる複数のバージョンがありますが、日本でよく用いられているのは20項目版の「DAST－20」です。過去12ヵ月間の自分の様子をふり返り、各項目の質問に「はい」か「いいえ」で答え、その答えを点数化して合計点を出します。薬物を使っていないか、使っていてもまったく問題のない使い方をしていれば、合計点は0点になります。1点でも点数がつくようなら注意が必要です。6点以上なら相談を、11点以上なら医療機関での治療を考えるべき状態といえます。16点以上なら、入院するなど、集中的な治療を必要とする状態ととらえられます。

用語解説 DAST　The Drug Abuse Screening Test。薬物乱用スクリーニングテスト

DAST-20（日本語版）で自己チェック

ここでいう「薬物使用」とは、以下の1〜3のいずれかを指します。使用回数は問いません。また、飲酒は「薬物使用」に含みません。

1. 違法薬物（大麻、有機溶剤、覚醒剤、コカイン、ヘロインLSDなど）を使用すること
2. 危険ドラッグ（ハーブ、リキッド、パウダーなど）を使用すること
3. 乱用目的で処方薬・市販薬を不適切に使用すること（過量摂取など）

過去12ヵ月間の状況をふり返り、「はい」か「いいえ」か、当てはまる方に○をつけてください。

1	薬物使用しましたか？（治療目的での使用を除く）	はい・いいえ
2	乱用目的で処方薬を使用しましたか？	はい・いいえ
3	一度に2種類以上の薬物を使用しましたか？	はい・いいえ
4	薬物を使わずに1週間を過ごすことができますか？	はい・いいえ
5	薬物使用を止めたいときには、いつでも止められますか？	はい・いいえ
6	ブラックアウト（記憶が飛んでしまうこと）やフラッシュバック（薬を使っていないのに、使っているような幻覚におそわれること）を経験しましたか？	はい・いいえ
7	薬物使用に対して、後悔や罪悪感を感じたことはありますか？	はい・いいえ
8	あなたの配偶者（あるいは親）が、あなたの薬物使用に対して愚痴をこぼしたことがありますか？	はい・いいえ
9	薬物使用により、あなたと配偶者（あるいは親）との間に問題が生じたことがありますか？	はい・いいえ
10	薬物使用のせいで友達を失ったことがありますか？	はい・いいえ
11	薬物使用のせいで、家庭をほったらかしにしたことがありますか？	はい・いいえ

次ページへ続く

12	薬物使用のせいで、仕事（あるいは学業）でトラブルが生じたことがありますか？	はい・いいえ
13	薬物使用のせいで、仕事を失ったことがありますか？	はい・いいえ
14	薬物の影響を受けているときに、ケンカをしたことがありますか？	はい・いいえ
15	薬物を手に入れるために、違法な活動をしたことがありますか？	はい・いいえ
16	違法薬物を所持して、逮捕されたことがありますか？	はい・いいえ
17	薬物使用を中断した時に、禁断症状（気分が悪くなったり、イライラがひどくなったりすること）を経験したことがありますか？	はい・いいえ
18	薬物使用の結果、医学的な問題（例えば、記憶喪失、肝炎、けいれん、出血など）を経験したことがありますか？	はい・いいえ
19	薬物問題を解決するために、だれかに助けを求めたことがありますか？	はい・いいえ
20	薬物使用に対する治療プログラムを受けたことがありますか？	はい・いいえ

判定

「はい＝1」、「いいえ＝0」として合計得点を算出してください。
ただし、4と5は逆転項目です。「はい＝0」、「いいえ＝1」としてください。
その点数に応じて重症度の目安とします。

- 1～5点 ▸▸▸ 軽度
- 6～10点 ▸▸▸ 中度
- 11～15点 ▸▸▸ 相当程度
- 16点以上 ▸▸▸ 重度

11点以上なら医療機関への受診を考えたほうがよい。
16点以上なら、入院するなど、集中的な治療が必要

（嶋根卓也、ほか:DAST-20 日本語版の信頼性・妥当性の検討、日本アルコール・薬物医学会雑誌 50(6),310-324,2015. による）

第４章

回復に向けた取り組み

アルコールにせよ薬物にせよ、有害な影響が明らかでもやめられない人、依存の状態にあると考えられる人は、「病気」として、しっかり治していきましょう。

医師をはじめとする専門家や、相談機関、回復を目指す仲間たち、そして家族の支えがあれば、回復に向かいやすくなるでしょう。

ものに依存しないために必要なこと

現状の問題を認めることが必要

言うまでもないことですが、アルコールや薬物の使用をくり返していることで生じる問題の多くは、対象となるものを「やめ続けること」で解消します。

しかし、これまでの習慣を改めるのは、そう簡単ではありません。依存性物質によって生じた脳の働き方の変化を、もとどおりに戻す治療法や薬はないのが実情です。使用を控えていても、刺激を受ければ自動的に「もっと飲みたい、使いたい」という思いを募らせる脳の回路が活性化しやすい状態は残ります。依存症、つまり物質使用症群のなかでも依存とされるくらいの状態になると、ますますその傾向は強まります。

一方で、依存が生じている場合であっても、自分の欲求や感情に従うだけでなく、よりよい行動につながるような自律的な考え方をすることはできます。その力を高め、「飲まない」「使わない」という行動をとり続けることが回復につながります。

ただし、「依存症は否認の病気」ともいわれます。自分の状態を「依存ではない」と考えていたり、依存がさまざまなトラブルの原因になっていることを認めようとしなかったりするのはよくあることです。「問題はない」と思っているかぎり、現状を変えようという発想には至りません。本人が現状の問題を認めること、認められるように周囲が働きかけていくことが、回復に向けた第一歩になります。

そのうえで、これまでの考え方や行動を変えていくための取り組みを始めましょう。それには時間がかかります。依存の程度が進んでいればなおさらです。しかし、いかなる段階であっても、現状を変えるための取り組みには必ず効果があります。あせらず、あきらめず、周囲の助けを借りながら、回復の道を進んでいきましょう。

回復に向けたスタートを切るために

問題を否認している裏には、「このままではまずい」という気持ちと「どうにもならない」というあきらめがあることも。「どうにかなる」と知ることが回復につながります。

病気のことを知る

依存は「病気」であって、性格や意志の問題ではありません。自分のせい、人のせいではなく、病気のせいでやめられない状態になっているのです。

自分が病気であることを認識する

アルコールや薬物の使用が、さまざまなトラブルのもとになっていることは否定しようがありません。それでもやめられないのは、自分が病気であるからだと認識する必要があります。

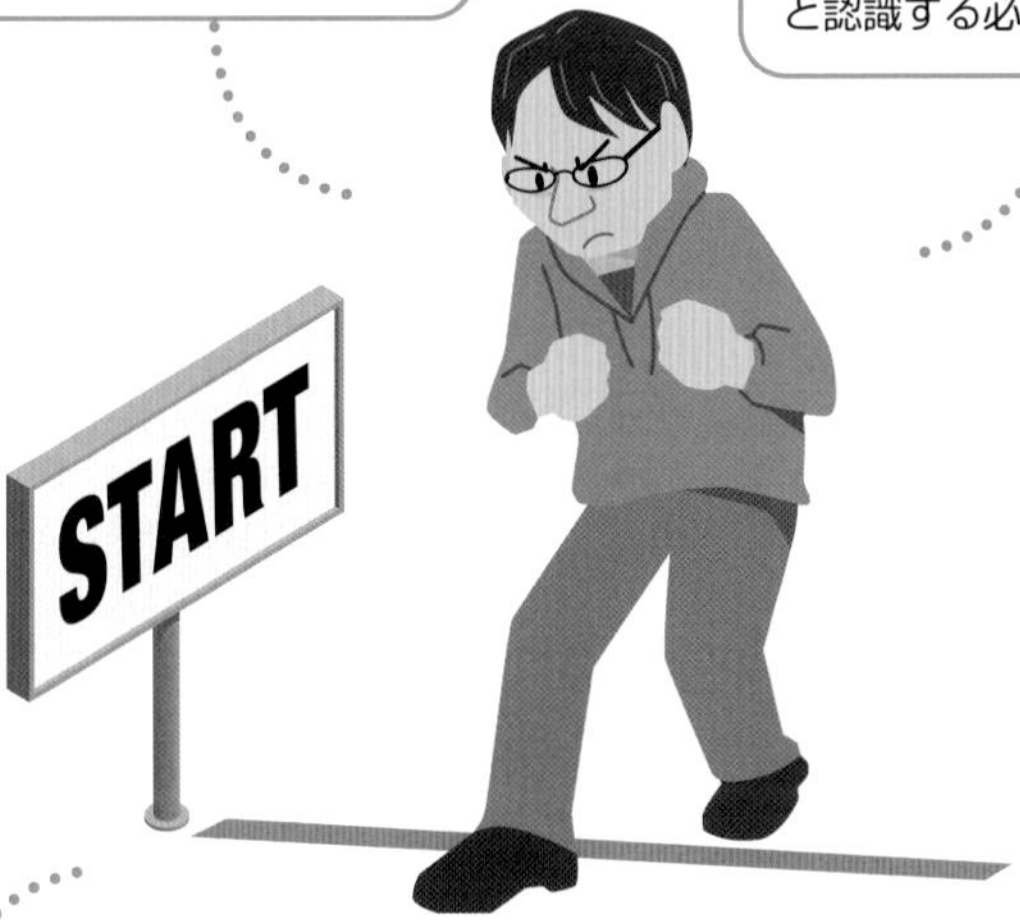

回復可能であることを知る

病気は治療可能なもの。依存によって生じた脳の変化はもとどおりにはならなくても、やめ続けるという選択はできるようになります。

完全にやめることができればもちろん、使用量が減ればそのぶん、心身の状態は回復に向かいやすくなり、アルコールや薬物がらみのトラブルも避けやすくなります。

支えになる人は必ずいる

依存に至る前ならセルフケアでも対応できるかもしれません。依存の状態になっていれば、治療や周囲の支えが必要です（→ P108）。

たとえ身近な人との関係が悪化していても、治療者、支援者、仲間は必ずいます。「もの」ではなく「人」を頼りにしてみましょう

「ハームリダクション」という考え方

依存の状態にまで至っている場合、「ほどほどでやめよう」と思ってもコントロールがききません。そのため、依存の治療は、アルコール依存なら断酒、薬物依存なら断薬を目指すのが基本です。しかし、いっさい飲まない、使わないようにするという治療方針はあまりにもハードルが高いと感じる人も多く、それが治療の場に足が向かない大きな要因にもなっているようです。

アルコール依存や薬物依存に対して、近年「ハームリダクション」という考え方に基づく対応が広がってきています。ハームとは「害」、リダクションは「低減」という意味です。文字どおり、依存性物質による害を少しでも減らしていき、いずれ物質に依存しないで済むようにしていこうというものです。

ハームリダクションは、もともとは違法薬物の使用者への対応として提唱された考え方でした。多くの国々で、一部の薬物については使用者に厳罰を科すことで蔓延を防ぐ方針がとられています。社会の安全性を高めるために必要な方策ではありますが、厳罰主義を推し進めた結果、隠れて使用を重ね、深刻な依存になる人が増えたり、感染症の拡大の一因となったり、犯罪が増えたりするなどといった問題が報告された地域や国もありました。そうしたところで、「使用ゼロ」を目指して厳しい姿勢でのぞむより、「依存がもたらす害を減らす」という視点で対応していこうという考え方が生まれ、広がっていったのです。たとえば、清潔な注射針を提供したり、違法薬物をより安全な薬に切り替える支援を実施するなどといった取り組みをおこなっている国もあります。

日本でも、違法なものであっても薬物依存の相談・治療を受けられる場が増え、アルコール依存については、断酒だけでなく減酒を目指す方法も認められるようになっています（↓P120）。ハームリダクションの考えが反映されているといえます。

「害を減らす」という新たな選択肢

依存の治療目標は「使用ゼロ」、つまり、断酒・断薬のみで、ほかに選択肢がないとされてきました。しかし、近年、もう1つの選択肢も登場しています。

基本的な治療目標

「使用ゼロ」のみ

依存になったら最後、ほどほどの使用は無理。使用を完全にやめるのが回復に向けた唯一の道

- 使用ゼロになれば有害な影響はなくなる
- 試みてもゼロにはできず治療をあきらめる人、そもそも目指す気になれず、未治療のままの人が多い。その場合、問題のある飲み方、使い方が続き、それによる害もあり続ける

違法な薬物使用については、治療目標は「使用ゼロ」のみ。ただし、それを達成するために、刑罰のみではなく、相談先を増やしたり、治療を受けやすくしたりするなど、害を減らすための対応がおこなわれるようになってきている

新たな治療目標

使用による害を減らす

害のある行動や習慣をただちにやめることができないなら、少しでも受ける害を減らしていこう（ハームリダクション）

- 飲む量、使う量を減らせば有害な影響は小さくなる
- 「減らすくらいならできるかも」と、治療に関心をもつ人が増える
- 現状に合わせた目標設定により治療を続けやすくなり、結果的に、「使用ゼロ」を達成できる人もいる

早めに専門的な対応を求める

アルコールや薬物に関する問題をかかえていても、なかなか治療に結びつかないことが多いのはこれまでお話ししたとおりです。本人が治療を受けようとしないということもありますが、身近な家族もまた「隠しておきたい」という思いがあるようです。けれど、依存の状態から抜け出すためには専門的な支援が必要です。家族でなんとかしようとかかえこんでいても、問題解決は遠のくばかりです。

とはいえ、医療機関への受診を促しても、本人はなかなか足を運ぼうとしないことも多いでしょう。そのような場合は、まず身近な人、身近な家族が相談の場を求めましょう。*依存症対策全国センターのサイトでは、各地の相談窓口・医療機関がまとめられています。違法な薬物を使っている場合、相談をためらう人も多いのですが、薬物の影響で本人が自他に危害を及ぼすおそれが強い場合などを除けば、依存に関する相談窓口や医療機関から警察に通報されることはないでしょう。都道府県や政令指定都市に設置されている精神保健福祉センターのなかには、アルコールや薬物に関する相談だけでなく本人が参加できる「回復支援プログラム」を実施しているところがあります。自治体の保健所でも、依存に関する相談は受けてもらえるでしょう。多くの場合、公的機関での相談は無料です。アルコール依存、薬物依存の治療を専門におこなっている近隣の医療機関についての情報や、受診の促し方についても教えてもらえるでしょう。家族が自助グループに参加してみるのも一手です（↓P110）。

本人が依存から回復していくためには、さまざまな機関、さまざまな人の支えが必要になります。医療機関での治療は柱になりますが、医療機関にかかればただちに回復に向かうというものでもありません。その時々で必要な手立てを求めながら、依存からの回復をはかっていきましょう。

用語解説
依存症対策全国センター　依存症の全国拠点機関。久里浜医療センターが国から委託を受けており、国立精神・神経医療研究センターと連携しながら、さまざまな事業を実施している

依存からの回復に必要なもの

使用しているものがなんであれ、依存の治療に必要なことは共通しています。気になる様子がみられたら、早めに相談・治療の場を求めて動き出しましょう。

「病気」として治療していく場

- 依存の治療を専門的におこなっている医療機関がよい。依存症対策全国センターのサイトで検索可能（https://www.ncasa-japan.jp/）
- 心理社会的治療として治療（回復）プログラムを受けたり、必要に応じて薬物療法を受けたりする

心理社会的治療は医療機関だけでなく、精神福祉医療センターやリハビリ施設などでも受けられる（→ P122）

相談できる場

- 精神福祉医療センターや保健所など。必要に応じて医療機関や、福祉制度の紹介なども受けられる

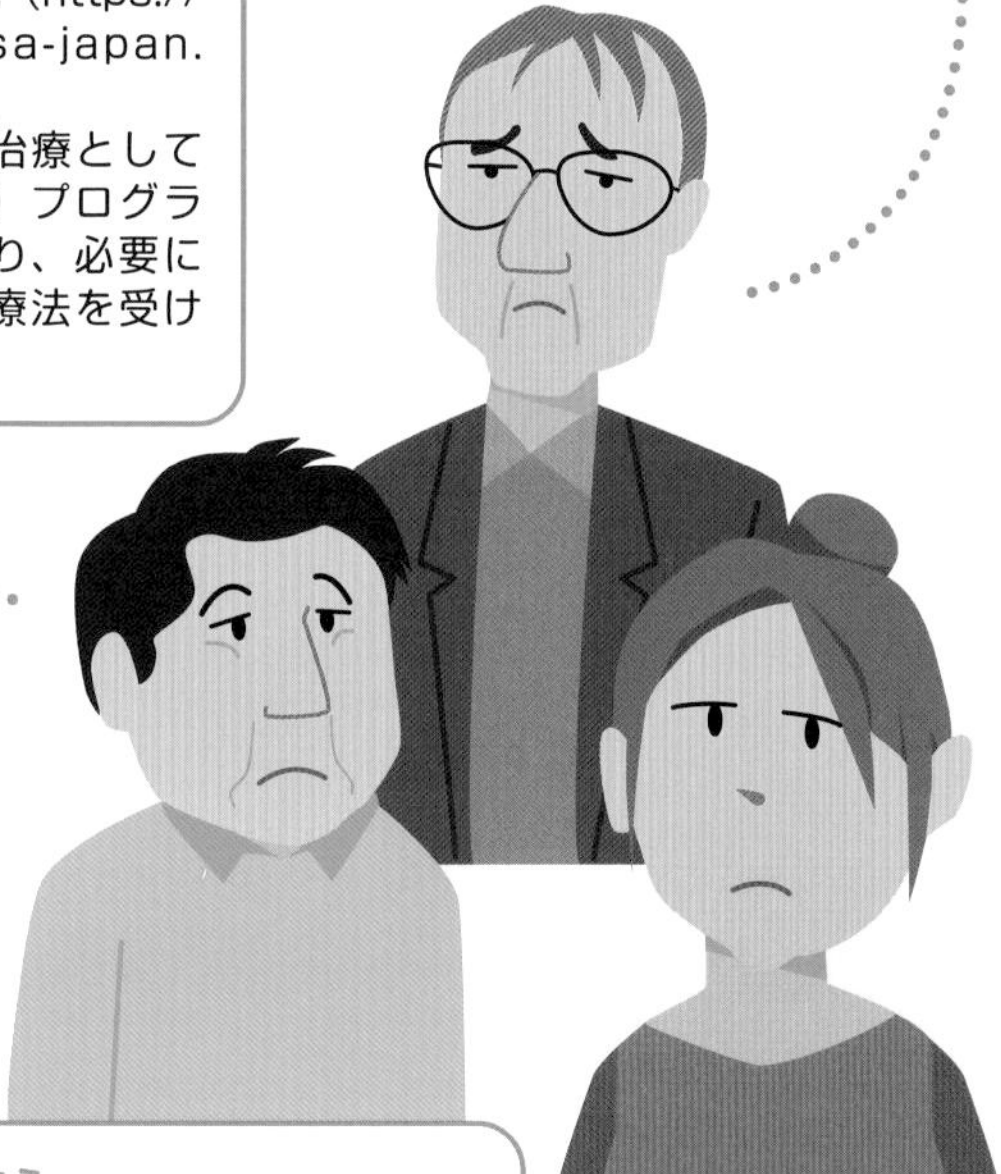

身近な人の支え

- 身近な人、家族や友人が本人に支えになることができれば回復の力になる
- 家族関係、対人関係に問題が生じていたり、さまざまなトラブルをかかえていたりすることも多く、「本人を支える身近な人」自身、支援を必要としていることも

仲間の支え

- 自助グループへの参加、リハビリ施設の利用など

「仲間」の存在が力になる

同じ悩みをもつ人が集まり、支え合うためのグループを「自助グループ」といいます。アルコール依存、薬物依存についても、それぞれいろいろな自助グループがあります。いずれのグループも、定期的にミーティング（例会）が開催され、そこで同じ病気に悩んでいる、あるいは回復した参加者の話を聞いたり、自分のことを話したりするのが活動の基本です。「やめ続けること」は簡単ではありません。ミーティングへの参加を続けることで生まれる連帯感、信頼感、仲間意識は、回復に向かう助けになるでしょう。

アルコール依存については、断酒会（全日本断酒連盟）やAA（アルコホーリクス・アノニマス）、薬物依存についてはNA（ナルコティクス・アノニマス）といった自助グループがあります。いずれも全国各地にいくつも支部やグループがあるので、足を運びやすいでしょう。近年は、オンラインでのミーティングが設けられることもあります。

依存は身近な人にも大きな影響を与えます。家族や友人としての悩みや経験をわかちあうための自助グループもあります。断酒会は、家族も会員になれば本人といっしょに例会に参加できるほか、家族だけで集まる機会も設けられています。アルコール依存の人の家族向けにアラノン（AL-Anon）、薬物依存ならナラノン（Nar-Anon）という自助グループが活動しています。

また、マック（MAC）、ダルク（DARC）や、その他多くの民間のリハビリテーション施設（回復施設）が全国各地にあります。依存の問題をかかえる人が共同生活を送ったり、通所したりしながら回復を目指しています。

医療機関にかかるとともに、こうした自助グループや、リハビリテーション施設の利用も考えていきましょう。

自助グループに参加してみよう

依存の問題をかかえる人のための自助グループには、
さまざまなものがあります。近隣でミーティング(例会)を
開催しているところを探し、参加してみましょう。

自助グループを探す

相談機関、治療機関で尋ねてみるとよいでしょう。依存症対策全国センターのサイトでも検索できます（https://www.ncasa-japan.jp/）。

参加のしかたを確認する

会員登録が必要か、いつ、どこで、どのような活動をおこなっているか、直接確認しましょう。

実際に参加してみる

グループの様子は、実際に参加してみないとわかりません。「合わない」と思っても1回でやめない、別のグループに顔を出すなど、できるだけ参加を続けましょう。

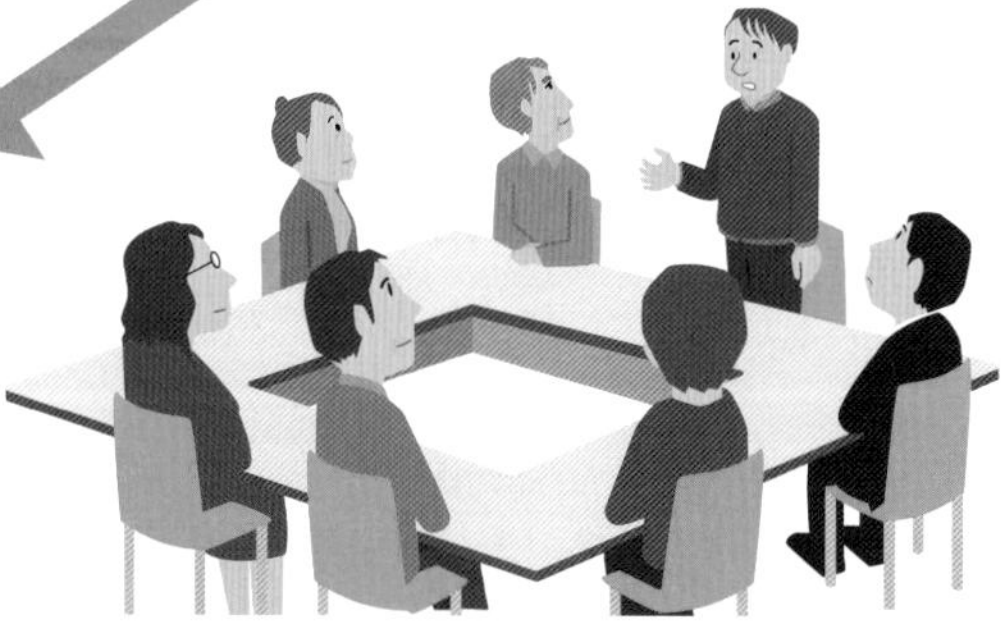

「入所」と「入院」、なにが違う？

リハビリテーション施設は、通所による治療（回復）プログラムを受ける場であるほか、入所して生活する場としても機能しています。医療機関への入院と、生活環境を変えるという点は共通しています。

一方、リハビリ施設では医療はおこなえないため、治療薬の処方は受けられません。入所した場合も、医療機関とのつながりは必要です。

	医療機関	リハビリ施設
治療(回復)プログラム	実施	実施しているところも
薬の処方	できる	できない
利用期間	限りがある	基本的には利用者の希望しだい
健康保険の適用	あり	なし

より適切なストレス対処法を習得する

アルコール依存にせよ、薬物依存にせよ、使い続けてきたものをやめるだけで自動的に回復していくわけではありません。やめると同時に、使用しにくい、そして使用しなくてもすむような環境をつくり、その状態を維持していく必要があります。

入院や施設入所など、使用してきたものが身近に存在しない環境で過ごしている間は問題なく過ごせても、もとの生活の場に戻ったとたん、再飲酒・再使用が始まることもあります。アルコールや市販薬などは家に置かないようにしていても、一歩外に出ればすぐ手に入ります。「使用しにくい環境」を物理的に整えようとしても限界があります。

では、なにが必要なのかといえば、飲みたい、使いたい気持ちになったときのやり過ごし方を増やしていくことでしょう。依存の状態になるほどアルコールや薬物を使い続けてきたのは、その「もの」が、いやな気持ち、つらい気持ち、あるいは退屈でつまらない気持ちを解消する、ほとんど唯一の手段であったからという人が少なくありません。ストレスや否定的な感情の扱い方を学んでいくことも、ものに頼らないための重要なポイントです。

悩みを話せる人の存在は大きな力になります。家族や友人、知人など、いろいろな人に少しずつ、自分がかかえている思いを話せるようになると気持ちが楽になることも多いでしょう。治療を受けること、医療機関・相談機関で実施されている回復プログラムや、自助グループへの参加がすすめられるのは、悩みを正直に話せる人を増やす機会になるからでもあります。

自分の気持ちや考えを、書き出してみるのもよいでしょう。文字にして読み返すと、冷静に事態を受け止めることができるかもしれません。運動をする、出かける予定を立てて実行するなど、健康的な習慣を増やしていくことも考えましょう。

いやな気持ちになったときに

ストレスや否定的な感情は、そのままにしておくと再飲酒、再使用につながるおそれがあります。放置せず、早めに手を打ちましょう。

だれかと話す

アルコールや薬物などの「もの」に頼るのではなく、人とかかわり、話をしてみましょう。

複数の話し相手がいるとよい

人は自分の期待どおりの対応をしてくれるとは限りません。「この人なら聞いてくれるはず」「わかってくれるはず」などと期待しすぎると、それが叶わなかったとき、必要以上に傷つき、かえってストレスをためこむことも。「この人がダメなら別の人」という選択肢があると、いやな気持ちを解消しやすくなります。

受け流す

ストレスや否定的な感情は、それに目を向けていればいるほど大きくなっていきます。受け流すことができれば楽になります。日頃から「受け流す練習」をしておくとよいでしょう。

自分なりの方法を見つけよう

体を動かす、文章を書く、ゆっくり入浴するなど、自分なりのストレス解消を見つけていきましょう。

マインドフルネスの練習を

感覚を研ぎ澄まし、今、自分が感じていることのすべてに注意を向け、「今ここで感じていること」で心がいっぱいになっている状態がマインドフルネスです。使用欲求だけでなく、見えるもの、聞こえるもの、触れるもの、体の動きなど、すべてに注意を向けていれば、欲求がふくれあがっていくのを防げるかもしれません。

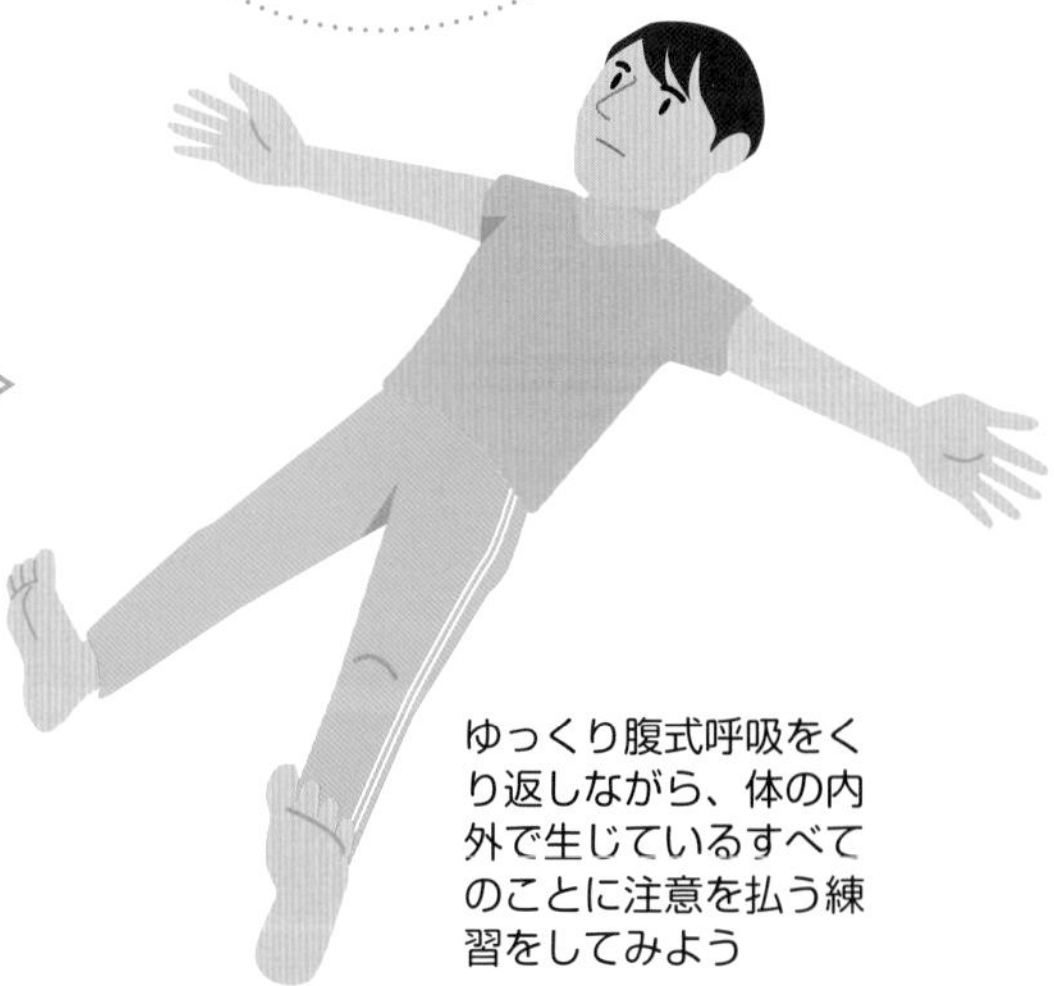

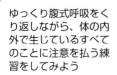

ゆっくり腹式呼吸をくり返しながら、体の内外で生じているすべてのことに注意を払う練習をしてみよう

アルコール依存の治し方

早めに飲み方、飲む量の見直しを

さて、ここからは、アルコールに的を絞ってお話ししていきます。依存かどうかはさておき、飲酒量が多かったり、なんらかの弊害が現れたりしているようなら飲酒のしかたを見直す必要があります。

「自分は酒を飲みすぎている」という自覚がある人、健康診断などの結果、「お酒を控えるように」と言われている人だけではありません。「自分は大丈夫」と思っている人でも、2章で示した「節度ある飲酒の目安量」をみて「ずいぶん少ない」と感じたようなら、ふだんの飲酒量が多すぎる可能性があります。

依存の状態に至る前であれば、コントロールできるはずです。1回あたりの飲酒量をこれまでより減らし、さらにまったく飲酒をしない、いわゆる「休肝日」を最低でも週に1日はつくり、2日、3日と増やしていくようにしましょう。ただし、飲まない日を増やしたからといって、飲酒をする日の酒量を増やさないようにしてください。ビンジ飲酒（↓P52）になっては元も子もありません。

減酒のメリットが実感できると、取り組みは続けやすくなります。肝機能の数値の変化は、わかりやすい指標のひとつです。飲む量も食べる量も多く、肥満傾向が強いという人の場合には、体重の変化に注目するのもよいでしょう。酒量の減少とともに体重が減っていくこともあります。また、飲酒した日の翌日、顔のむくみ、目の下のクマなどにうんざりすることもあるのでは？　飲酒を控えることで、美容面にもよい影響が感じられるかもしれません。

さまざまな工夫を重ねても酒量をコントロールできなければ、依存の状態に近づいていると考えてください。もしかしたら「治療」が必要な域に入っている可能性もあります。

飲みすぎを防ぐアイデア

飲酒量が多すぎると感じているとき、まずは自分で飲みすぎを防ぎ、
飲酒量を減らす取り組みを始めてみましょう。

一口飲んだら、グラスや缶はテーブルに置く
一気に飲み干さず、時間をかけて飲む

飲む酒を薄くする
多めの水・炭酸水・お湯などで割る

飲酒は、おなかがいっぱいになってから
飲酒の前に食べものや、ノンアルコールの飲みものでおなかを満たしておく

まわりの人に声をかけてもらう
飲酒前に「今日は1杯だけにする」などと宣言し、協力してもらう

飲む量を減らす必要性を思い出す
飲みすぎが引き起こしている具体的な問題や、心配してくれている人がいることを思い起こし、「もう少し飲みたい」と言う気持ちをなだめる

飲酒中に、飲んだ酒量をチェックする
酒を注いだり、栓を開けたり抜いたりする前に、どれだけ飲んだか確認を。飲酒前に決めた量を超えていないかチェックする

減酒、断酒を目指す仲間を見つける
身近な人、家族といっしょに取り組んだり、自助グループを探して参加したりする

多量に飲んでしまっても
やけにならず、
また取り組み始める
ことが大切！

アルコール依存に対する治療とは

飲酒量が多いという以外、今のところ大きな問題はなく、自分でコントロールして量を減らすことができていれば、治療は不要です。一方、飲酒に関連する問題があるにもかかわらず、飲酒量をコントロールできないのであれば、適切な治療を受けることを考えましょう。

アルコール依存では、しばしばほかの病気の合併がみられます。体の不具合で受診した先で、依存の治療をすすめられることもありますが、身体的な症状の治療だけで、飲酒のコントロールには結びつかないこともあります。医師に「お酒を控えましょう」などと言われても、「少しなら飲んでもいいのか」と都合よく解釈する人も少なくありません。同じように飲酒を続けていれば、体の病気のほうも改善は難しいでしょう。依存は依存として、専門的な治療を受けることが必要です。

医療機関で治療を受ける場合、診療科は精神科になりますが、アルコール依存症の専門的な診療をおこなえる医療機関であればなおよいでしょう。依存症対策全国センターのサイトで検索するなどして、探してみましょう（↓P108）。

アルコール依存の治療を始める際には、アルコールの使用状況や生活状況の確認のほか、身体的な病気、精神的な病気の合併がないかも調べていきます。そのうえで、医師が診察をおこない、国際的な診断基準に基づいて、アルコール依存の診断が下されます。依存に対する治療が必要と医師が判断すれば、治療には健康保険が適用されます。

アルコール依存の状態であれば、いよいよ治療のスタートです。アルコール依存に対する治療には2つの柱があります。心理社会的治療と、薬物療法です。依存の程度や治療目標が異なる場合でも、この2つは共通です。必要に応じて離脱症状・合併症の治療もおこなっていきます。

専門の医療機関でおこなわれること

アルコール依存は、専門家の手を借りなければ、
そこから抜け出すのは難しい病気です。依存の程度が進んでいるならば、
アルコール依存専門の医療機関での治療を考えましょう。

医療機関を探し、必要なら予約する

受診の促し方

- 職場から業務命令として、医療機関の受診をすすめてもらう
- かかりつけ医に専門医療機関への紹介状を書いてもらう
- 本人の飲酒問題に関係する人、本人に影響力のある人に集まってもらい、集団で説得していく

受診する

アルコールの使用状況や生活状況の確認、身体的なチェックなどを受ける

治療方針・治療目標を決める

入院して治療を受けるか、通院しながら治療するか、断酒を目指すか、減酒から始めるか、患者さんの状態や希望などを考慮しながら相談して決める

治療プログラムに参加する

心理社会的治療として用意されている治療プログラムに参加する

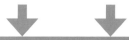

適切な薬物療法を受ける

断酒・減酒の助けになる薬の処方を受け、使用する。離脱症状についても必要に応じて薬物療法がおこなわれる

定期的な通院を続ける

入院しない場合は初めから、入院治療を受けた場合は退院後、一定期間は定期的な通院を続ける。自助グループなどを紹介されることもある

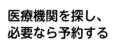

依存の段階なら「断酒」が原則

やめようとしてもやめられない、飲酒をなによりも優先せずにはいられない状態に陥っているのがアルコール依存の状態です。依存症と診断されるような段階であれば、基本的には「断酒」を目指して治療を進めます。

いっさい飲酒をせず、アルコールの影響をゼロにするのが断酒です。「コントロールできない」という問題をかかえている人が、いくら「ほどほどでやめよう」と思っても、意志だけでコントロールできるものではありません。「少しだけ……」と思って飲み始めると、飲んでいるうちに「もっと飲みたい」という欲求がどんどんたかまり、結局は飲みすぎてしまうことが多いのです。

断酒を続けるのは、「飲めない環境」の整備が不可欠です。長年、多量飲酒を続けてきた人の場合、日々の暮らしのなかに「飲酒をする」という行為が組み込まれています。これまでと同じ日常生活を送りながら、飲酒だけをやめようとしてもなかなかうまくいきません。そのため、アルコール依存症として本格的な治療を始める場合には、今の生活環境をひとまずリセットし、治療に専念することができる入院治療が効果的といえます。

依存の程度が軽めで、患者さん本人が治療に前向きである場合には、入院せずに外来で治療を受けることも可能です。その場合、まずは「減酒」から始めるという方法もあります。

なお、減酒の場合、今まで本人の飲酒による悪影響を受けてきた家族や周囲の人たちからも、治療の開始や進め方について同意を得ることは非常に重要です。通院による治療は、医師と協力しながら生活改善を進めていきますが、回復のために必要な生活基盤は、家族や支援者とともに整えていくことになります。治療を進めるうえで、家族をはじめ、周囲の人の協力が不可欠です。

納得のいく目標なら守りやすい

断酒しなければ命にかかわる状態であったとしても、患者さん本人が納得していなければ目標の達成は難しいもの。自分で決めることが、治療によい影響をもたらします。

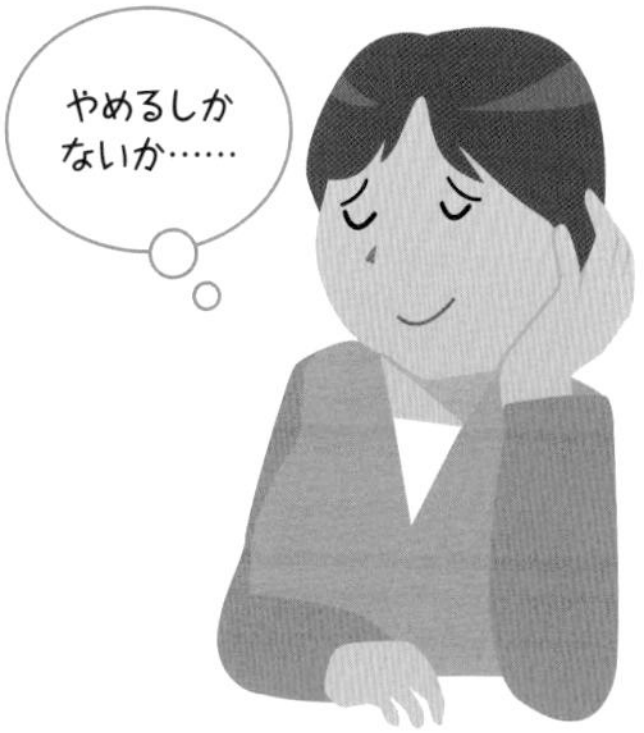

渋々ではあっても本人が「やめるしかないだろう」と納得したうえで取り組み始めれば、目標は達成しやすくなる

初めから「断酒」が必要な人

断酒が必要な人として、専門家から下記が提唱されています。このほか、妊娠中、あるいは妊娠を考えている女性も断酒が必要です。

- 入院による治療が必要な人
- 飲酒に伴って生じる問題が大きく社会・家庭生活が困難な人
- 臓器障害が重く、飲酒により生命に危機があるような人
- 現在、緊急の治療を要するアルコール離脱症状（幻覚、けいれん、振戦、せん妄など）がある人

治療目標ごとの達成度

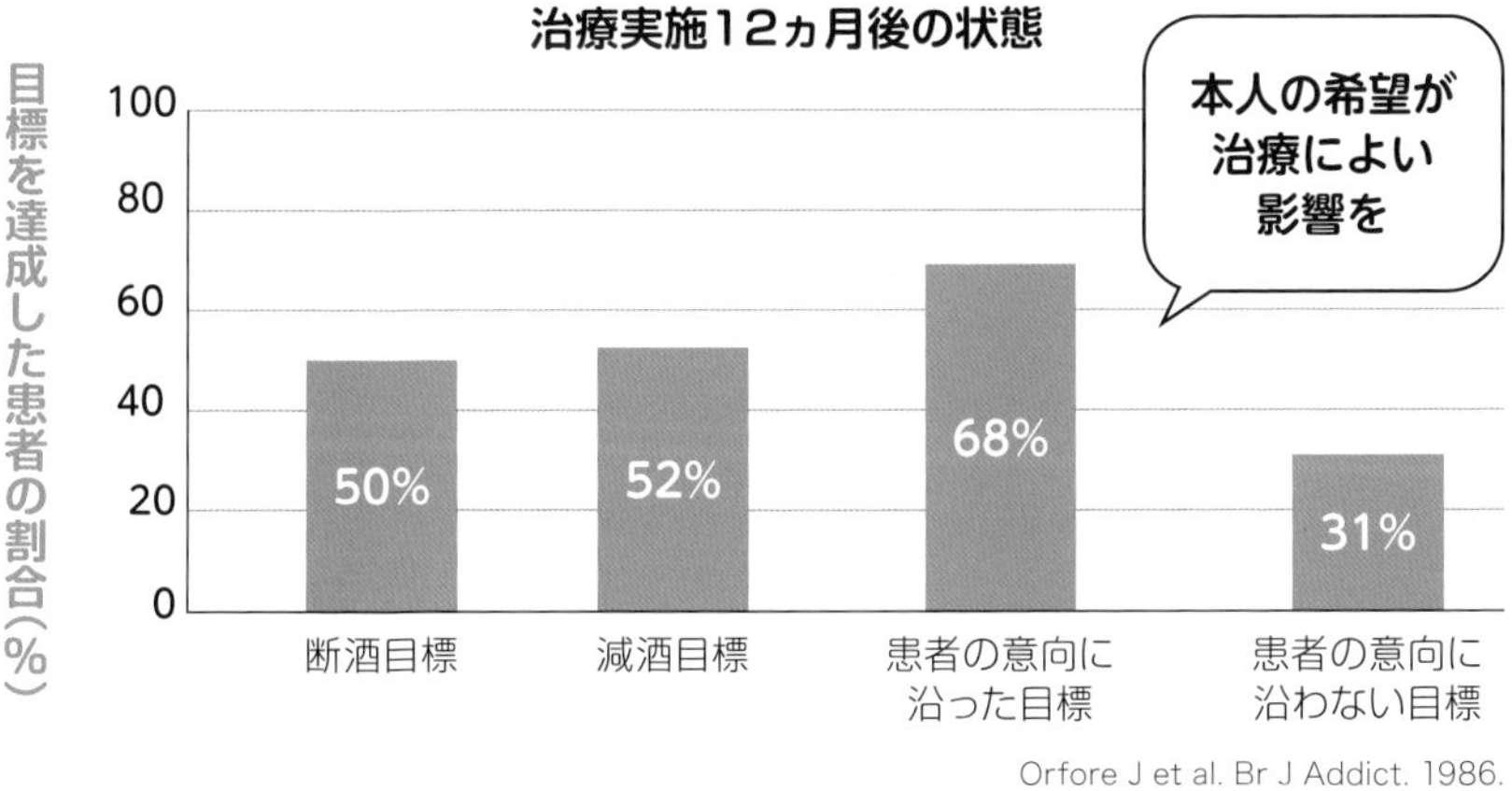

Orfore J et al. Br J Addict. 1986.

目標が「減酒」か「断酒」かということよりも、患者さん本人の意向に沿った目標であることのほうが、その後の経過や結果に影響がある

まずは「減酒」から始めてみてもよい

断酒をしたほうがよい状態であっても、「飲酒はいっさい不可」という治療方針に強い抵抗感を覚える人は少なくありません。それが受診を拒む要因になったり、受診し、治療を始めても途中で挫折する人を増やす要因になっていたりもします。そこで、まずは減酒、つまり酒量を減らそうという治療方針をとることもあります。もとにあるのはハームリダクションの考え方です（→P106）。まったくの未治療よりは、少しでも飲酒量を減らせば今よりよい状況になりうると考える医療者は少なくはなく、実際、それを裏付ける研究も出てきています。

こうした流れを受け、近年、「減酒外来」を設ける医療機関が増えています。アルコール依存症治療の専門科をもつ久里浜医療センターでも、2017年4月に減酒外来を開設して以来、治療を希望する患者さんが増えています。治療の選択肢として「減酒もある」と明示することで、より多くの患者さんが治療の場にアクセスしやすくなり、回復につながる可能性を高めているといえるでしょう。

多量飲酒が続いていても依存の程度が軽ければ、減酒を最終的な目標として治療を進めることも可能です。依存の程度が重かったり合併症があったりする場合、最終目標は断酒としつつ、減酒を中間目標として治療を開始してもよいでしょう。ただし、この場合、結果的に減酒が難しいようなら、ひどくなる前に目標を断酒に切り替える必要があります。

減酒の場合、まずは男性で1日純アルコール40g以下、女性では20g以下まで、最終的には男性なら20g以下、女性なら10g以下まで減らせれば理想的です。目標値の達成が難しくても、治療開始時より飲酒量が減り、飲酒に関連するさまざまな問題が減れば、治療の効果があったと考えられます。減酒の取り組みを続けるうちに、「きっぱりやめよう」と断酒を目指すようになる人もいます。

「減酒」は最終目標になりうるか？

減酒が達成できればゴールと考えてよいか、減酒から始め、
最終的には断酒を目指すほうがよいのかは人によって異なります。

中間目標としての減酒

- 断酒が望ましいが、治療のハードルが高いと感じている人
- 現状よりは状況が改善しやすい

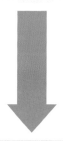

↓

最終的には断酒を目指すほうがよい人

- 依存の程度が強ければ、減酒でスタートした場合でも最終的には断酒を目指すほうがよい
- 減酒を短期間続けることは可能だが、長期間保ち続けられる人は少ない。依存の状態に逆戻りしやすい

最終目標が減酒でもよい人

- 依存の程度が軽く、明らかな合併症もない
- 現在の飲酒量から十分に減らしたうえで、長期的に減らした量を維持できている
- 減酒後、アルコールに関連する問題はなく、新たな健康問題なども生じていない

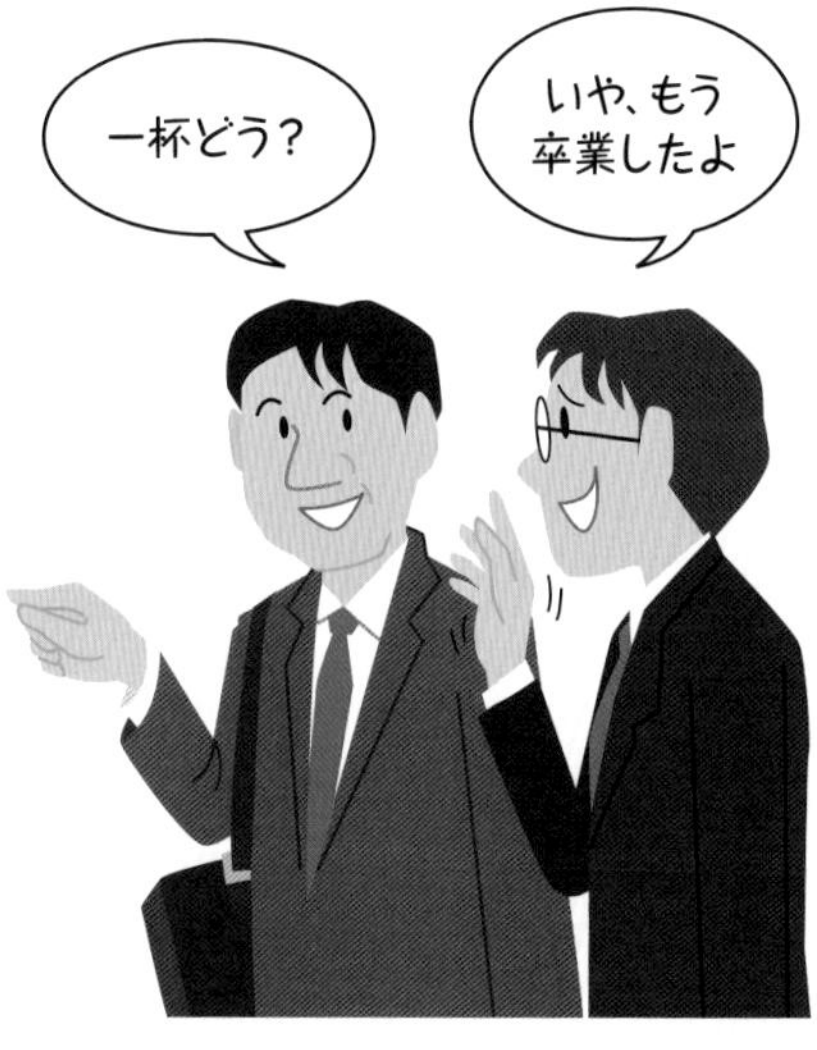

治療を続けやすくなることにより、「断酒を目指そう」という気持ちが生まれることもある。初診で「断酒は無理」と話していた患者さんの10人に1人は、1年後に断酒していたという調査もある

考え方、行動のしかたを見直す

アルコールに限りませんが、依存に対する治療の柱のひとつとなるのは心理社会的治療です。薬物療法は「もの」の作用で脳や体に働きかけていく方法ですが、心理社会的治療では、学びや気づきにより、考え方や行動のしかたの変化を促していきます。促し方の手法はいろいろですが、医療機関や精神保健福祉センターなどで実施されている治療プログラムや回復プログラムも、心理社会的治療の一環ととらえられます。

アルコール依存の場合、まずは依存のメカニズムをしっかり理解し、自分がアルコール依存の状態にあること、それは病気であり、さまざまな害をもたらすこと、害が大きくなっていても、回復可能な状態であることを学んでいきます（酒害教育）。

また、これまで自分は、飲酒に対してどのような考え方や価値観を持っていたかなどを検討していきます。

依存の状態になると、特有の心理特性がみられるようになります。傍から見れば問題だらけの状況でも、「飲酒とは関係がない。飲酒が問題というわけではない」ととらえていたり、飲酒をコントロールできずに苦しんでいても、「その気になればいつでもやめられる」と言ったりします（↓P70）。本人は、「自分の本心」と思っていても、これこそが、依存がもたらす認知のゆがみです。「飲みたい」という欲求がなによりも強く、なによりも優先されるため、ものごとのとらえ方や言動がそれに合わせてゆがめられているのです。

「酒を飲み続ける」という行動を支えてきた自分の認知に気づくことができれば、「これは病気の症状なのだ」と思えるようになるでしょう。症状ならば、対応は可能です、考え方、とらえ方を変えることで、「飲酒をしない」という行動に変化させていくことを目指します。依存に支配されず、自律的に考え、行動する力をつけていくことが、回復につながるのです。

心理社会的治療のいろいろ

心理社会的治療には、集団精神療法（ミーティング）、個人精神療法、認知行動療法、作業療法、家族教育などさまざまな種類があります。

集団精神療法

複数の患者さんが集まり、飲酒に関する話題を中心に、さまざまなテーマについて話し合いをすることで、互いによい影響を与え合うことを目指します。他者の話を聞くと、自分の飲酒問題に気づきやすくなり、なにが問題なのかが整理されていきます。そして、徐々に飲酒に対する適切な考え方を身に着けていきます。

認知行動療法

行動は認知のあり方によって変わるという考えに基づいて進められる精神療法です。ネガティブな結論につながりやすい思考（認知）や行動のクセ、パターンに患者さん自身が気づき、そこを変えていくことで状態の改善を目指します。うつ病など、さまざまな精神疾患の治療に取り入れられています。

家族療法

家族がアルコール依存について学び、回復のプロセスを理解し、適切な対処法を身につけることで、家族自身の回復を目指します。家族の回復は、患者さんの回復にもつながります。

動機づけ面接法

治療への動機づけを高めるために、診療や保健指導の場で患者さんの「飲酒問題を改善したい」という気持ちを強化し、行動の変化を促します。

個人精神療法

医療者と患者さんが個別に面談し、患者さんごとの症状や事情を聴き、話し合っていきます。

作業療法

美術や工芸などの作業を通じて社会性を身に着けていきます。

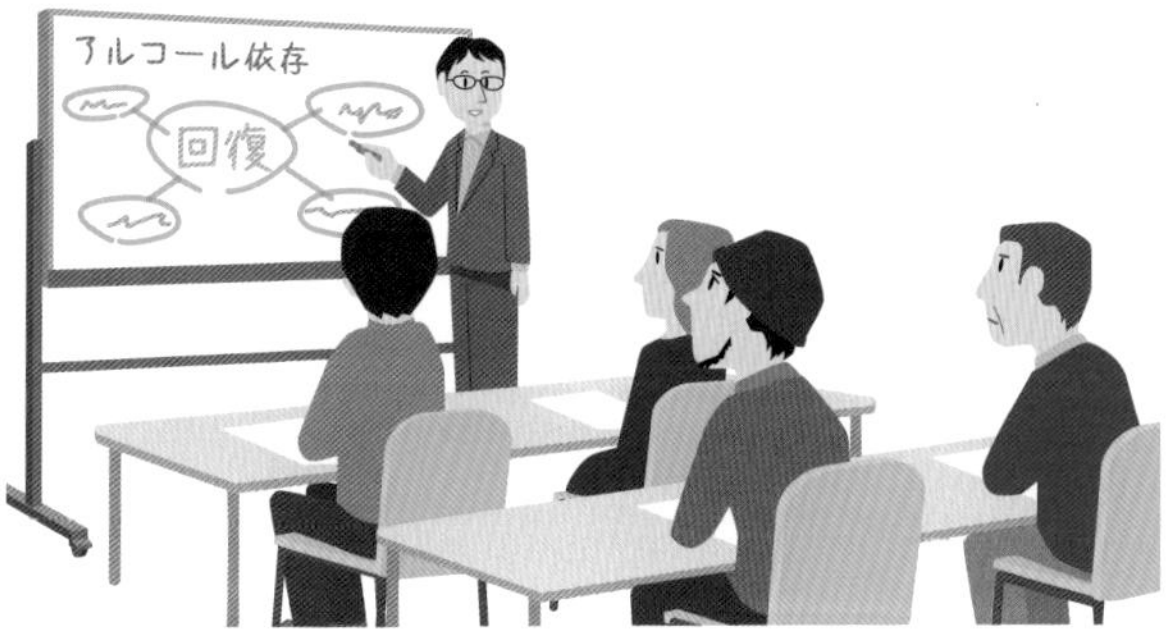

専門の医療機関では、さまざまな方法を取り入れながら、アルコール依存からの回復をはかるためにプログラムが組まれており、患者さんはそれに参加するかたちで治療が進んでいく

「薬」は補助的なものだが役に立つ

アルコール依存に対する薬物療法は、大きく2つに分かれます。ひとつは断酒や減酒による離脱症状などを軽減させるためのもの、もうひとつは「飲まない」「飲みすぎない」ように補助し、その状態を維持する助けとなるものです。

断酒の試みを補助し、維持するための薬には、飲酒欲求を減らす薬と、2種類の抗酒薬があります。

飲酒欲求を減らす薬として使用されるのは、アカンプロサート（レグテクト®）という薬です。断酒を目的にした治療では、現在、第一選択薬として用いられています。作用メカニズムは必ずしも明らかではありませんが、アカンプロサートには神経細胞の受容体のひとつをふさぐ働きがあります。これにより、脳内の報酬系を活性化させるサインが伝わりにくくなり、飲みたいという欲求が抑えられるのではないかと考えられています。断酒している人が飲酒を再開しないための助けになりますが、飲酒をしながらでは効果を得にくい点には注意が必要です。

抗酒薬は、アルデヒド脱水素酵素（ALDH）の働きを阻害する薬です。服用してから飲酒すると悪酔いしたような状態になり、気分が悪くなります。「飲酒をしても気持ち悪くなるから、やめておこう」と考え、飲酒を断念しやすくするのが抗酒薬の役割です。古くからアルコール依存の治療に使われてきた薬で、粉薬のジスルフィラム（ノックビン®）、水薬のシアナミド（シアナマイド）のどちらかを使用します。シアナミドのほうが即効性はありますが、効果が持続する時間は短めです。

近年は、飲酒量を少なく抑える効果があり、減酒の助けになる薬も使えるようになっています。2019年3月に承認・販売されるようになったナルメフェン（セリンクロ®）がそれで、飲酒前に服用すると、飲酒で得られる快感が弱くなり、「もっと飲みたい」という欲求が抑えられます。

アルコール依存に対する治療薬

アルコール依存には治療に役立つ薬があります。断酒を目指すのか、減酒に取り組むのか、治療目標によって使用される薬は異なります。

断酒の補助

併用可

飲酒欲求を減らす薬……
アカンプロサート（レグテクト®）

▼使い方
断酒（5日間程度）→服用開始（1日3回2錠ずつ）→6ヵ月～1年ほど継続

- 断酒している人が服用すると断酒の成功率が上がる（再飲酒のリスクが減る）
- 飲酒をしている人が服用しても、飲酒量を抑える効果は少ない
- 副作用として下痢や軟便が起こることがあるが、多くは一過性
- 腎障害がある人は使用できない

抗酒薬……ジスルフィラム（ノックビン®）、シアナミド（シアナマイド）

▼使い方
ノックビン®は1日1回、1包（0.1～0.3g）、シアナマイドは1日1回50～200mg（1%溶液として5～20mL）。入院治療を受けた人の場合は退院後、通院治療の場合は治療開始後、通常1～2年間継続

- 服用後の飲酒は強い不快感をまねくため、心理的に飲酒を断念しやすくなる
- 副作用としてアレルギーによる皮疹、肝障害の可能性
- 重症の肝硬変や心臓、呼吸器疾患がある場合、悪化のおそれがあるため使用できない

減酒の補助

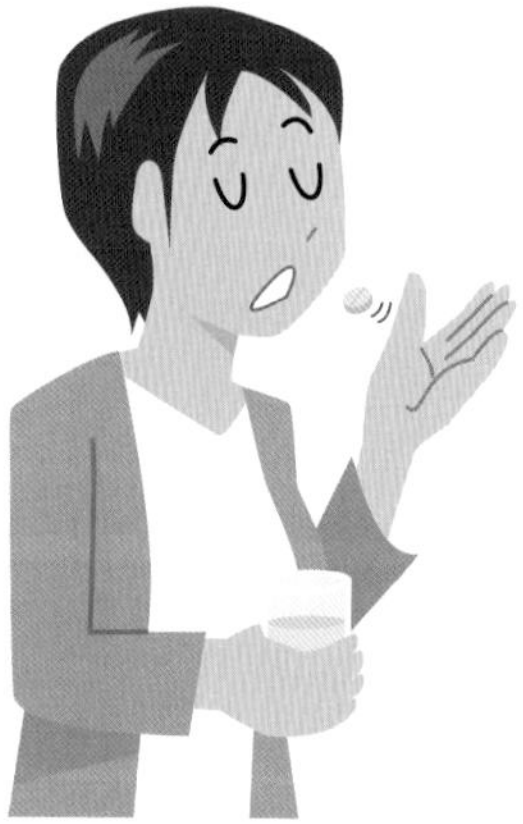

飲酒量を抑える薬……
ナルメフェン（セリンクロ®）

▼使い方
飲酒開始の1～2時間前に
1錠（10mg）飲む

- 飲酒によって得られる快感を減らし、多量飲酒を防ぐ
- 飲酒前に飲むことが重要。飲み忘れた場合、飲酒開始すぐなら服用してもよいが、ある程度飲んだあとに服用しても効果は得られない
- 副作用として、吐き気・嘔吐、めまい、傾眠《けいみん》、頭痛、不眠、倦怠感などが現れることがあるが、薬を使っているうちにおさまってくる場合がある

決められた飲み方を守る

断酒・減酒を助けるための薬については、通院時に処方を受け、断酒が目標の場合は毎日、減酒が目標の場合は飲酒の予定があるときに服用します。次回の受診日は数週間後ということも多いでしょう。あらかじめ予想される副作用や、副作用が現れたときの対処法、相談先を確認しておきましょう。

どの薬も、効果を得られるかどうかは服薬のアドヒアランス、つまり「きちんと服薬しているか」にかかっています。どんなに役立つはずの薬でも、指示されたとおりに服用しなければその効果は得られません。とくに抗酒剤は、「服用したうえで飲酒すると気分が悪くなる」とわかっているため、服用を続ける動機づけが低かったり、飲みたい気持ちがまさって薬を使用しなくなったりする人もみられます。本人の「断酒したい」という思いが強い場合にはきわめて有効な薬なのですが、つねにそう思っていられるとは限りません。服薬管理については、家族など身近な人が協力し、毎朝、だれかがいるところで服薬してチェックするようにするなど、飲み続けるための工夫が必要です。

減酒を目指す人に役立つナルメフェンは頓服薬です。飲酒の予定があれば、飲み始める前に必ず服薬するとともに、予定外の飲酒は避けるようにすることも大切です。

なお、薬を服用していれば断酒や減酒は必ず成功するというものではありません。断酒や減酒の試みは生涯にわたって続きます。薬だけでなんとかしようとするのではなく、心理社会的な治療を受けたり、自助グループに参加したりするなど、多面的な取り組みを続けていきましょう。薬の補助がなくても断酒、減酒を続けていけるようになれば、それに越したことはありません。徐々に減薬したり、使用を終了したりする人も多くいます。通院時に近況を伝え、医師の指示にしたがいましょう。

薬物療法の効果を高めるために

役立つ作用がある薬でも、きちんと服用しなければ効果は得られません。薬の効果を最大限に活用するポイントをおさえておきましょう。

薬について正しい知識を得る

自分が使用する薬の使用目的や副作用、副作用が現れたときの対応について、病院で確認しておきましょう。

医師の指示を守る

処方される薬の種類によって服用のしかたは異なります。医師の指示を守りましょう。

ほかの治療法と組み合わせる

「薬さえ飲んでいれば目標は達成できる」というものでもありません。心理社会的な治療や、自助グループへの参加などとともに、上手に利用していきましょう。

飲み忘れを防ぐ

あえて飲まない場合だけでなく、飲み忘れてしまうこともあります。ピルケースや、カレンダー式のポケットシートを利用するなど、飲み忘れを防ぐ工夫が必要です。

抗酒剤を飲みながらの飲酒は危険！

抗酒剤を服用すると、強制的に「下戸」の状態になります。抗酒剤を飲んでいるのに、多量の飲酒をすると、激しい嘔吐や急激な血圧低下などを引き起こし、たいへん危険です。

飲酒は避けても、まれにアルコールを含む料理や菓子を食べたり、化粧品を使ったりして具合が悪くなることもあるので注意しましょう。

また、常用している薬がある場合には、必ず医師に話しておきましょう。

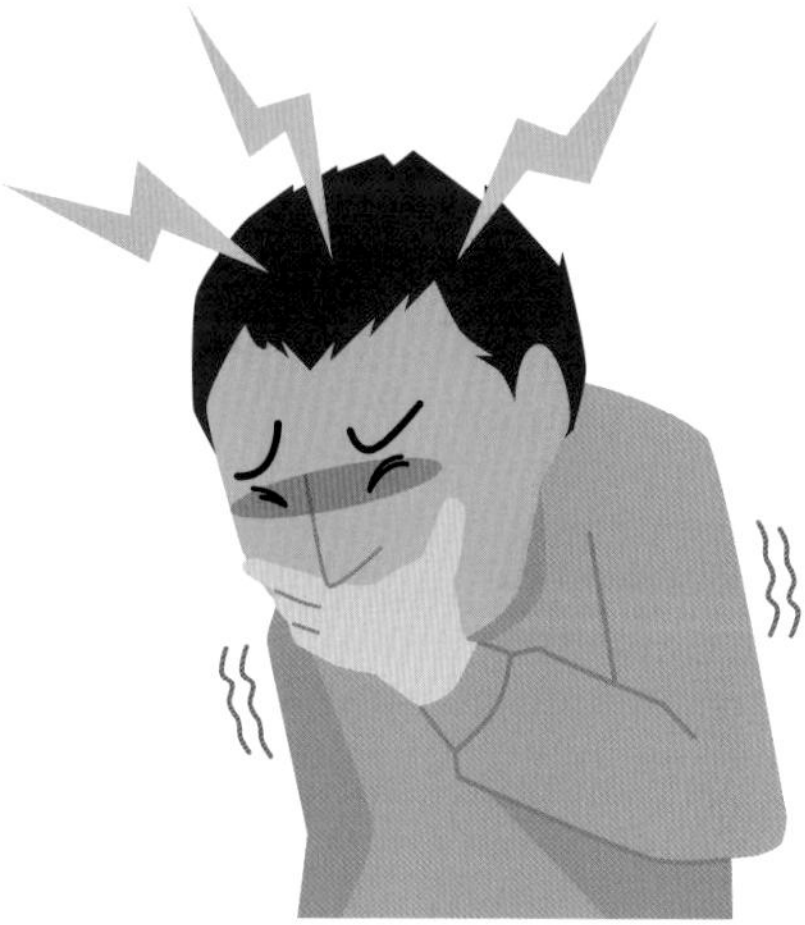

離脱症状への対応も治療のひとつ

断酒や減酒の試みを阻む要因のひとつに、アルコールが体から抜けていくときに起こる離脱症状の問題があります。アルコール離脱によって現れる症状はさまざまですが、飲酒を中断して数時間〜半日くらいから現れ始めます。元の飲酒量が多い場合には、減酒しただけでも生じることがあります。

最初に出てくる症状は、発汗、手指のふるえ、高血圧、頻脈などの自律神経症状や、イライラ、不安感、焦燥感などの精神症状、そして、吐き気や嘔吐などの胃腸症状です。いずれも2、3日で消えていく一過性の症状ですが、アルコールを摂ればすみやかに解消されるため、前と同じように飲み始めるきっかけになりやすいのです。

重症のケースでは、この時期に短時間、音楽が聞こえるような幻聴やけいれん発作を起こしたりすることがあります。

飲酒中断後2、3日目頃から、「アルコール離脱せん妄」といわれるような状態に陥ることもあります。意識が混乱し、幻覚、*見当識障害がひどくなる、興奮が強くなるなど、周囲が驚くような症状が次々に現れます。せん妄が出現したケースでも多くの場合、断酒を続けていれば1週間ほどでおさまりますが、まれに長引くこともあります。

アルコールの離脱症状は本人にとっては苦しいものであるのはもちろんのこと、突然倒れてけいれんを起こしたり、幻覚が現れて大騒ぎしたりする様子を見守り続けるのは、家族にとっても不安が募る体験です。飲酒の再開を黙認したほうがましかと思うかもしれませんが、この段階で飲酒をしても幻覚は消えません。家族だけで対応をするのは簡単ではありません。

依存の程度が進んでいる場合、離脱症状も強く現れるおそれがあります。医療者の目が届きやすい入院治療がすすめられる理由のひとつでもあります。

用語解説　見当識障害　今どこにいるか、今朝か、昼か、夜かなど、場所や時間の見当がつかなくなる状態

アルコールの離脱症状

離脱症状の現れ方は、飲酒量が多かった人、長期にわたって飲酒を続けてきた人ほど起こりやすくなります。依存の程度が重い場合、断酒は入院治療がすすめられます。

家庭でできる対応

幻覚があるとき

- できるだけ1人きりにしない
- 夜も部屋を明るくしておく。暗闇は幻覚を誘発するため、眠りから目覚めたときに幻覚を防止することになる
- 離脱期は脱水症状を起こしやすいので、スポーツドリンクも用意しておこう

錯乱している様子で手に負えないとき

- 救急車で精神科救急に運んでもらう。本人の同意はなくても、医師が認めれば家族の同意で入院させることは可能（医療保護入院）

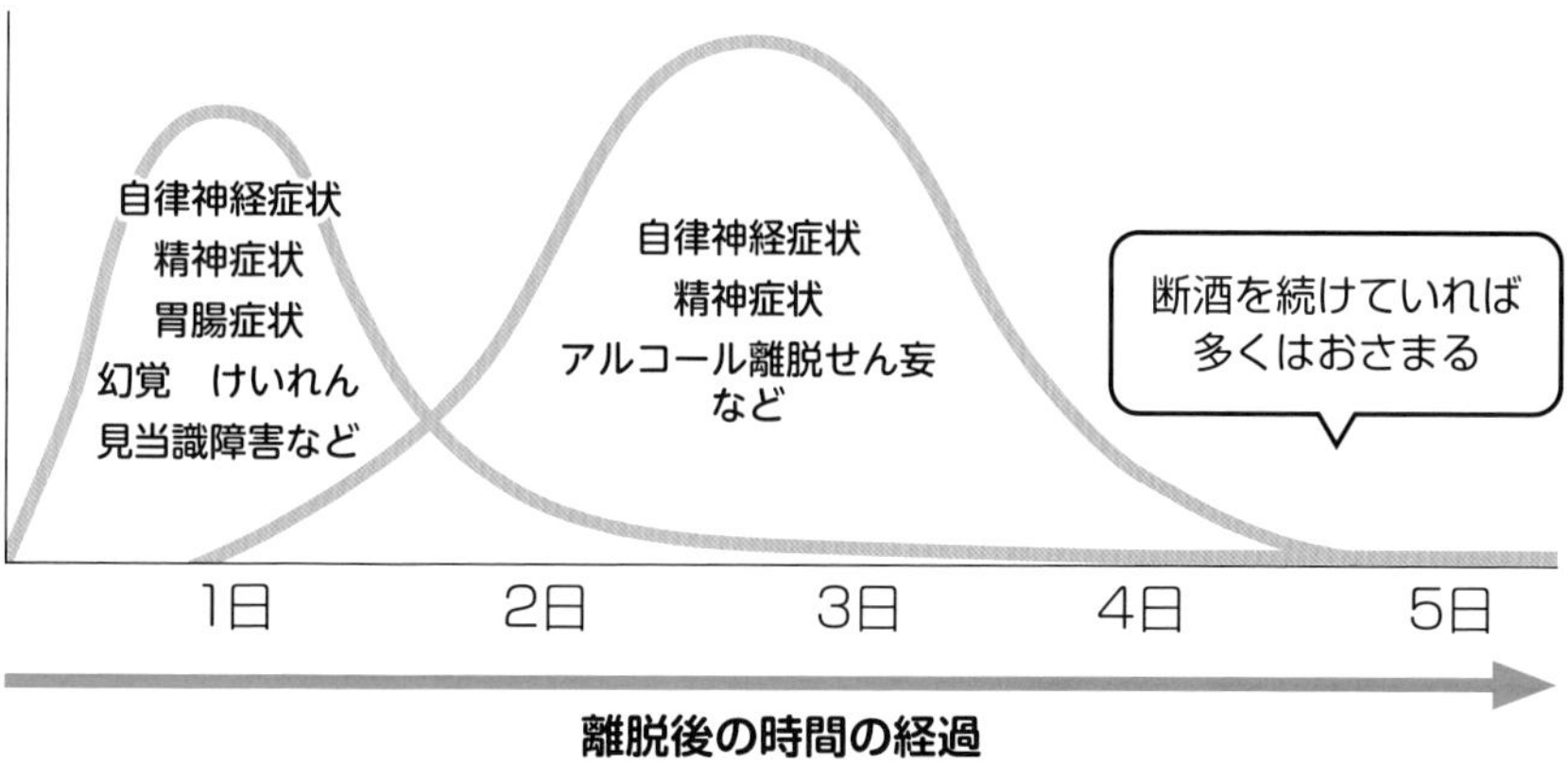

断酒後の不眠への対応

アルコール依存の人はもともと睡眠障害をかかえていることが多いのですが、断酒後、さらに不眠がひどくなる人が目立ちます。

不眠が続くと気分も落ち込みやすいため、しばらくは睡眠薬を処方してもらうとよいでしょう。ただし、睡眠薬もまた依存対象になりやすい物質です。決められた量は必ず守り、乱用を避けることが大切です。

場合によっては入院治療が必要

最近は、多くの医療機関で減酒治療を受けられるようになってきています。減酒を目標とする場合、基本的には外来に通院しながら、飲酒量の低減をはかります（↓P132）。また、断酒を目的とした治療を外来でおこなうケースも増えてきています。

しかし、もともとの飲酒量が多く、離脱症状が強く現れると予想される場合や、現に強く現れている場合、合併症が進行している、本人の治療意欲が低い場合などは、入院治療を検討したほうがよいでしょう。また、依存の程度は軽くても、患者さんの精神状態が不安定で、自傷や自死の危険性が高い場合や、暴言・暴力がある場合も、緊急避難的に入院が選ばれることがあります。

アルコール依存に対する入院治療は、通常2～3ヵ月間かかります。その間に、段階的に治療が進められていきます。断酒を始める前の導入期には、治療に向けた意欲を高める働きかけがおこなわれます。飲酒開始後の3週間ほどは、解毒期です。断酒を開始するとともに、治療への動機づけをさらに強化していきます。離脱症状に対しては適切に対応していくとともに、合併症の診断・治療も進められます。

心身がある程度回復してきたら、認知行動療法を受けたり、復帰のためのプログラムに参加したりします。退院後にそなえ、健康的な生活習慣や、集中力、社会性などの回復をはかるのです（リハビリテーション前期）。そして退院後も、断酒を続けるための取り組みを続けていきます（リハビリテーション後期）。入院治療を受けていた医療機関などに定期的に通院し、一定期間は断酒を助けるための薬物療法を続けたほうがよいでしょう。引き続き集団精神療法（ミーティング）を受ける、自助グループに参加し、仲間と支え合うなどといった取り組みが、断酒の助けになるでしょう。

入院治療の進め方

アルコール依存の場合、入院治療は一般的に以下のように進められます。

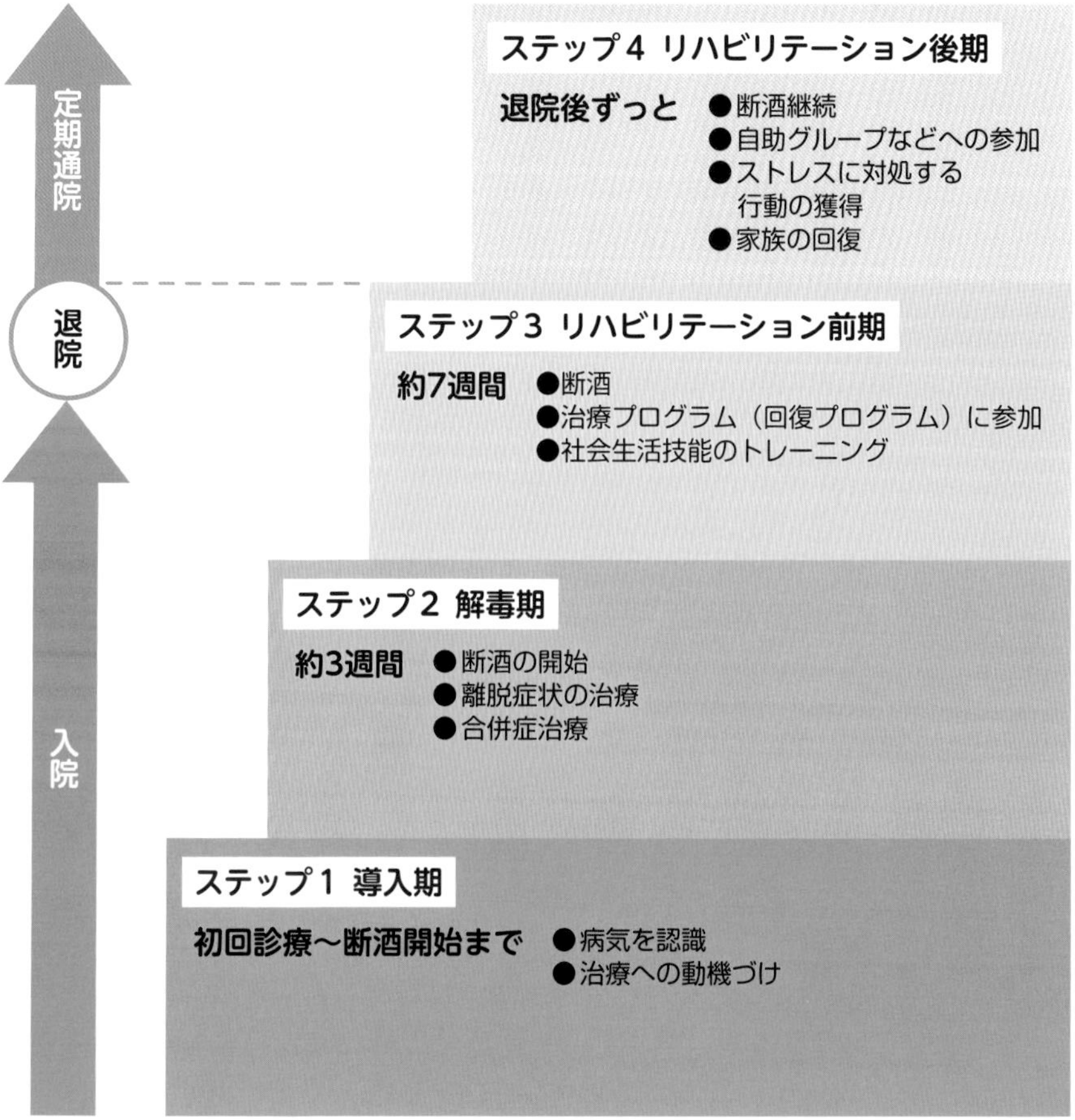

通院による治療も増えつつある

アルコール依存の程度が比較的軽い場合や、なんらかの事情で入院が難しい場合には、外来通院を続けながら断酒治療を進めることもあります。

久里浜医療センターでは、医師、ソーシャルワーカー、臨床心理士など多職種の専門家がかかわる外来治療プログラムを実施しています。患者さんは２週に１回全６回のプログラムに参加し、その後も月１回程度の通院を続けていきます。

また、医師による通常の外来診療の中で、心理療法と薬物療法を組み合わせながら治療を進める例も増えています。

減酒の励みになる「飲酒日記」

減酒外来を訪れる患者さんは、アルコール依存の診断がつく人もいれば、依存にまでは至っていない状態の人もいます。治療方針や治療目標は、医師が患者さんの状態をみたうえで、本人の希望を聞きながら決めていきます。患者さんが希望するなら断酒を目標に治療を進めることも可能です。

減酒の場合には、飲酒の頻度、量などを具体的に決めます。このとき、実現可能な目標を設定することが重要です。たとえば毎日多量飲酒が続いている患者さんであれば、「週に1回は純アルコール10g以下にする」などといった目標設定もあり得ます。治療効果がないように思えるかもしれませんが、設定した目標を達成できたという成功体験が、治療意欲を保つ原動力になります。

以後は1~2ヵ月に1回くらいの頻度で通院しながら、各自、日常生活のなかで決められた目標を達成していくことになります。

ふだんの生活を続けながら目標を達成するためのポイントとなるのは、「薬」「習慣」「記録」です。治療薬を処方された場合には、指示どおり、正しく服用しましょう(→P126)。薬をのむだけでなく、飲酒以外の健康的な習慣をつけていくことも必要です(→P134)。

また、飲酒行動を記録する「飲酒日記」もすすめられます。たとえ目標を達成できない日があっても、アルコールとのつきあい方を意識して過ごすことが大切です。次回診察時に、医師に近況を伝えるときにも飲酒日記が役立ちます。必要に応じて目標を変更したり、飲酒をコントロールする方法を見直したりします。

初診を含めて3~4回の診療で、治療はひとまず終了することが多いのですが、問題が大きい場合や、患者さんが希望する場合には、期限を設けずに診療を続けることもあります。

飲酒日記をつけてみよう

減酒・断酒に向けて、毎日の飲酒状況を正直に記録しておきましょう。
少しずつでも目標達成に向かっていることが確認しやすくなり、
取り組みを続ける励みになります。

記載例

私の飲酒目標は「純アルコール量1日10gまでの減酒」です。

できるだけ具体的に記入し、2種類以上の酒を飲んだ場合にはそれぞれ記録する

飲んだ状況を、飲まなかった日はなにをして過ごしたか記入しておく

○週目	飲んだ種類と量	飲んだ状況／飲まずにしたこと	目標の達成
○月○日(○)	なし	退社後ジムへ。夕飯は外食。帰宅後、早めに寝た	◎
○月○日(○)	ビール(350ml)1缶	残業で帰宅が遅くなり、弁当を買って帰ったが、がんばったごほうびがどうしてもほしくなり、1缶だけ購入	○
○月○日(○)	ビール中ジョッキ2杯／日本酒3合	友人と○○で会食。ついつい気がゆるみ、終電1本前まで飲んでいた	×
○月○日(○)	なし	午前中、調子が悪く反省。おとなしく帰って自炊。お茶でがまん	◎

飲酒した日は、だれとどこで飲んだか、飲みはじめたきっかけや理由はなにか、何時間くらい飲んでいたかなど正直に記録する

まったく飲まなかった日「◎」、飲んでも目標値を超えていなければ「○」、目標値を超えて飲んだら「×」など、記号を決めて記入する

目標を達成し続けるために

断酒を目標とする場合は、アルコール飲料から距離を置くのが基本です。「飲酒をやめた」と、周囲に宣言するのも大切です。

家には酒を置かず、ふだん酒類を購入していた店には近づかないようにします。減酒が目標の場合も、酒類の買い置きはやめましょう。スーパーマーケットやコンビニエンスストアなど、酒類も置いている店で買いものをする際は、購入するものを決めておき、店内をうろうろしない、目的の品を購入したらすぐに店を出るようにしましょう。

飲酒をしたい欲求や衝動はくり返し生じてくるものです。衝動を抑えてくれるなにかをあらかじめ用意しておくとよいでしょう。

それでも飲みたい気持ちがおさまらないときは、別のことをしてみましょう。緊急的にはお茶やコーヒー、無糖の炭酸水を飲むとよいでしょう。お酒に模したノンアルコール飲料は、かえって飲酒欲求が強くなってしまう人もいるようです。シャワーを浴びる、入浴する、布団をかぶって寝てしまうという人もいます。図書館や書店など、酒気帯びでは入りにくく、飲酒を誘発するようなものも置いていないところに出向くという人もいます。

一人でなにもしないと、飲みたい気持ちが高まります。予定や用事をできるだけ入れて、手持ち無沙汰になる時間を減らすようにしてみましょう。料理や掃除、洗濯などの家事、マインドフルネス（→P113）やヨガ、体操、筋力トレーニングなどに取り組んでみましょう。

それでも、飲んでしまうことはあります。「もうダメだ」と落ち込み、自分を責めたり、治療をあきらめたりしないことが大切です。そういう病気であることは、専門家や支援者は十分にわかっています。「また飲んでしまった」と正直に知らせ、困っていることを相談できる関係をつくっていきましょう。

「飲みたい気持ち」の抑え方

「飲酒をしたい」という気持ちを抑える決定的な方法があるわけではありません。いろいろな方法を組み合わせ自分なりにうまくいく方法を見出していきましょう。

決意を思い出す

治療を始めたときの気持ちを書いておき、それを読み返す、思い出の写真を見返す、大切な人からの手紙やメッセージを読み返すなど

「飲み会」には参加しない

「アルコール抜きの食事会がよい」「検査で異常が見つかったから飲酒は厳禁と医師に止められている」などと答えよう

早く寝る

すぐに眠れなくても、眠る準備をして布団のなかで過ごす。テレビや動画などを見たり、本を読んだりのんびり過ごす

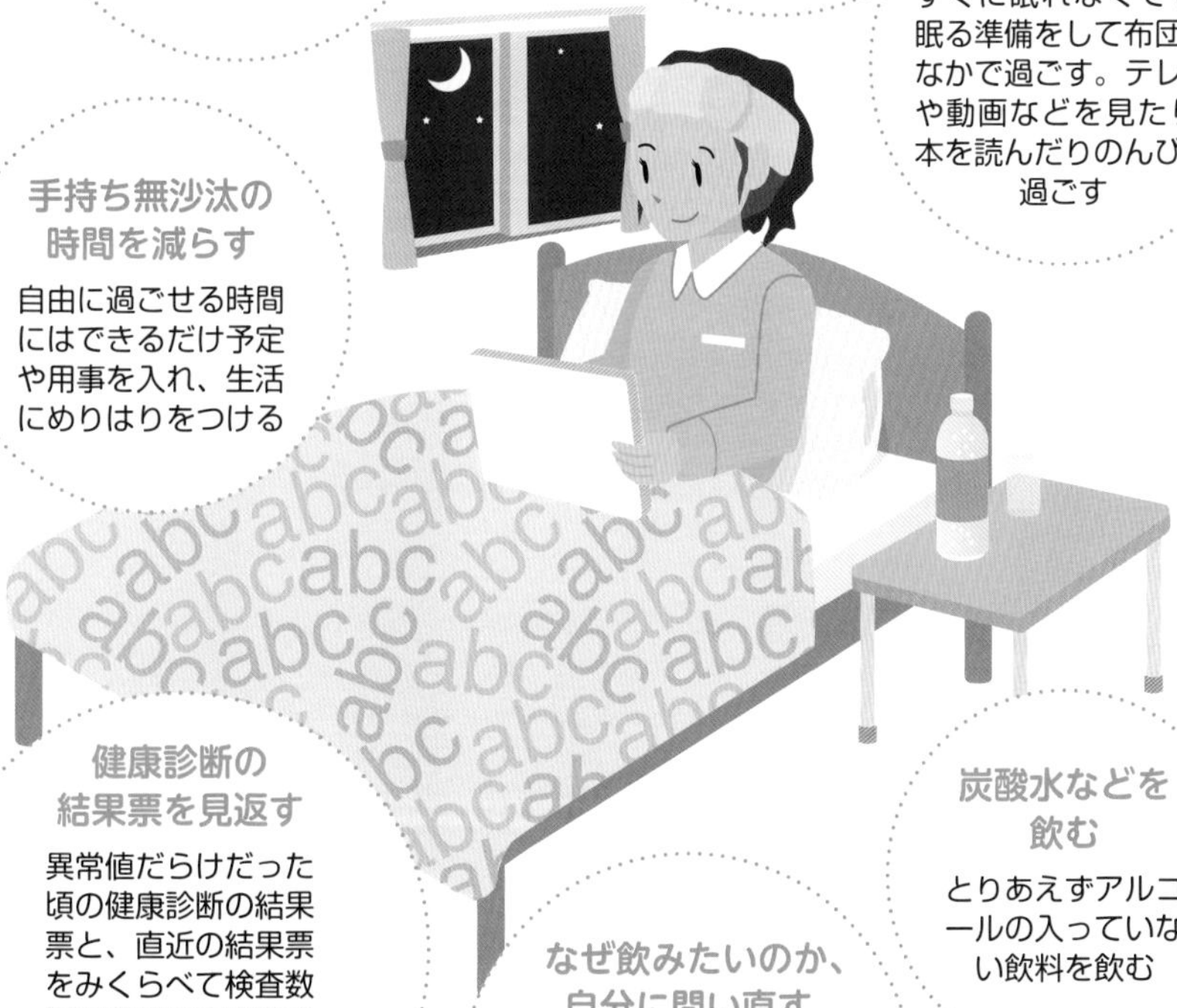

手持ち無沙汰の時間を減らす

自由に過ごせる時間にはできるだけ予定や用事を入れ、生活にめりはりをつける

健康診断の結果票を見返す

異常値だらけだった頃の健康診断の結果票と、直近の結果票をみくらべて検査数値の改善を再確認することで、治療への意欲を高めているという人もいる

なぜ飲みたいのか、自分に問い直す

ストレスを感じていないか、自分に問いかけてみる。ストレスの適切な解消のしかたを身につける（→ P113）

炭酸水などを飲む

とりあえずアルコールの入っていない飲料を飲む

薬物依存の治し方

「相談すること」が回復への第一歩

　薬物依存の場合、依存の対象になっている薬物の種類は人によっていろいろです。喫煙がやめられないニコチン依存の人もいれば、処方薬がやめられない人、処方薬や市販薬の過量服薬をくり返している人、そして違法薬物を使用している人もいます。種類の違いだけでなく、社会的に使用が認められているかどうかという違いもありますが、依存が生じているのなら違法なものであろうとなかろうと、薬物使用中心の生活を立て直していく必要があります。

　ニコチンについては禁煙のための治療法が用意されており、治療を受けられる医療機関も数多くあります。その他の薬物依存については、アルコール依存に対する抗酒剤のような、専用の治療薬があるわけではないため、心理社会的治療を柱に治療を進めていくことになります（↓P144）。

　処方薬の場合、もともと依存とは別にあった症状を改善する目的で使い始めることが多く、たんに依存対象になっている薬を使わないようにすれば回復がはかれる、というものではありません。市販薬についても、大量の服用をくり返すのはなぜかを考え、そこに対応していく必要があります。

　また、違法薬物に関しては、依存が生じているかどうかにかかわらず法的な対応が必要になることがありますし、依存とまではいかない段階であっても使用をくり返さないような対応が必要になります。

　薬物の使用は本人が隠そうとしている場合も多く、早い段階で周囲が使用に気づくのは難しいことも多いのですが、気がかりな様子があれば、まわりの人だけでも相談の場を求めましょう（↓P108）。

薬物依存からの回復に必要なこと

特定の薬物の使用がやめられない、
薬物使用中心の生活が続いているという場合には、
自分ひとりでなんとかしようとしても難しいもの。助けを借りましょう。

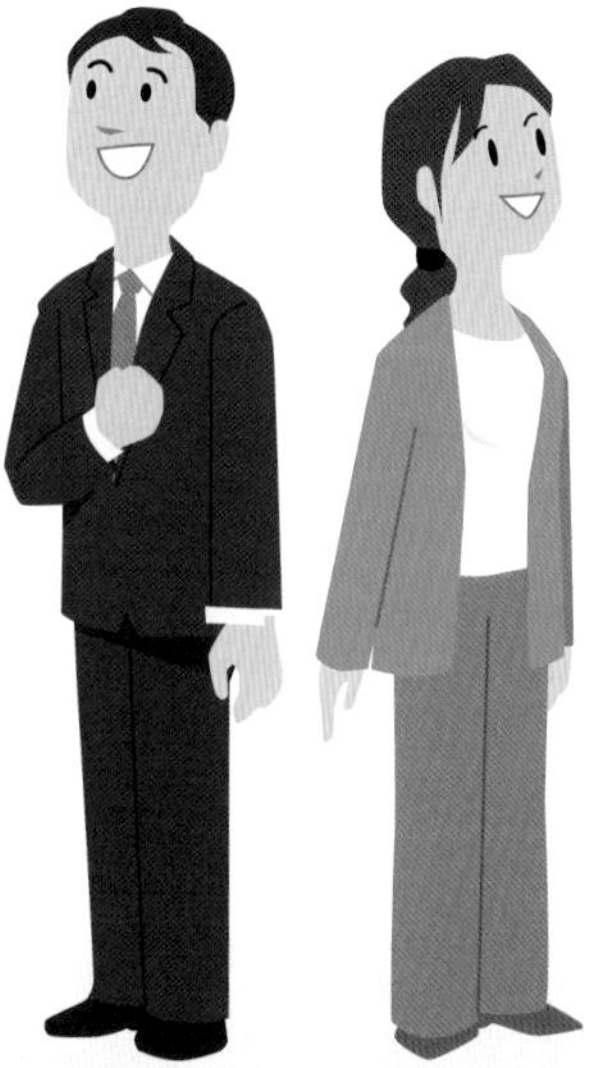

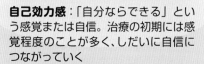

ニコチン依存

禁煙外来を利用する（→P138）

処方薬への依存

かかりつけ医に減薬の相談を。それが難しければ、薬物依存の専門的な治療が受けられる医療機関を探し、受診する

違法薬物への依存

本人が自分から治療を求めることは少ない。周囲が気づいたら、精神保健福祉センターなどで相談を（→P142）

市販薬への依存

本人がかかえている問題の解決を助ける

検挙・起訴され有罪となった場合でも、依存からの回復を助ける支援は受けられる

回復を支える要因

自己効力感：「自分ならできる」という感覚または自信。治療の初期には感覚程度のことが多く、しだいに自信につながっていく

結果期待：「やめたらいいことがある」という期待の高さ

対処能力の高さ：ストレスや渇望、負の感情に対処できる力（コーピング）

社会的支援：トラブル、悩みなどについて相談できる人の存在（家族、友人、医療者、公的機関の職員、自助グループの仲間など）

アプローチしやすい「禁煙外来」

薬物依存のうちニコチン依存については治療方法が確立しており、条件に当てはまれば健康保険が適用される「禁煙治療プログラム」を受けることができます。「禁煙外来」を開設し、治療プログラムを実施している医療機関は、日本全国で1万7000ヵ所以上にのぼります（2023年現在）。紙巻タバコだけでなく、加熱式タバコの使用者も対象となります。

治療プログラムの期間は12週間。合計5回の診察を受けるとともに、*禁煙補助薬を使いながら「吸わない生活」を続けていきます。外来に通うのが基本ですが、医療機関によってはオンラインでの診療をおこなっているところもあります。

禁煙補助薬には、ニコチンパッチやニコチンガムなどがあります。ニコチンパッチは皮膚から、ニコチンガムは口の中の粘膜からニコチンを吸収させるもので、徐々にニコチンの量を減らしていきます。どちらも市販されていますが、禁煙外来ではパッチが処方されます。処方薬のパッチには市販品より用量の多いものもあります。

また、初回の診療時に喫煙者自身のスマートフォンにインストールするニコチン依存の治療用のアプリ（禁煙治療アプリ）と、自分で吐く息の中の一酸化炭素濃度を測る携帯型呼気CO濃度測定器（COチェッカー）を処方され、24週間使い続ける方法もあります。COチェッカーの測定値は医師のパソコンなどにも送られ、喫煙状況をモニタリングできるようになっています。アプリでは、ニコチン依存症に関する知識などがみられるほか、たばこが吸いたくなったときの対処法が提案されます。禁煙を続けるためにしたことなど日常の記録ができ、医師にみてもらうこともできます。通常の治療プログラムと併用することで、禁煙継続率が高まることが明らかになっています。

用語解説 禁煙補助薬　ニコチンを含まない飲み薬のバレニクリン（商品名チャンピックス）も使われてきたが、出荷停止のため使用できなくなっている（2024年1月現在）

禁煙治療プログラムの実際

ニコチン依存からの回復には禁煙が必要です。健康保険の適用が認められた禁煙治療プログラムは、下記のように進められます。

初診

- 喫煙状況などの把握
- 呼気一酸化炭素（CO）濃度検査
- 禁煙開始日の設定
- 問題点の把握とアドバイス
- 禁煙治療薬の選択と処方

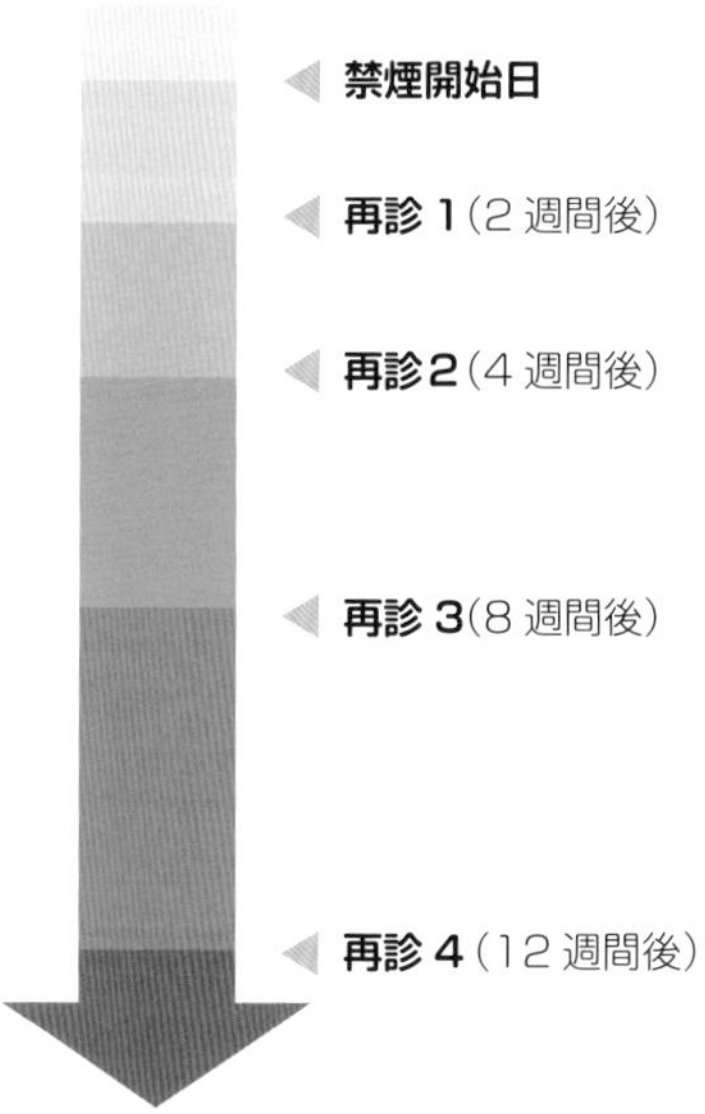

禁煙治療アプリの利用で、禁煙を続けやすくなる効果が期待される

健康保険が適用される条件

- ニコチン依存に関するスクリーニングテスト（TDS→P95）などにより、ニコチン依存と診断されている
- 35 歳以上の場合、1 日の喫煙本数×喫煙年数が 200 以上
- ただちに禁煙することを希望し、禁煙治療プログラムについて説明を受け、文書により同意している
- 禁煙治療プログラム

再診１～再診４

- 喫煙状況や離脱症状の確認
- 呼気一酸化炭素（CO）濃度検査
- 問題点の把握とアドバイス
- 禁煙治療薬の選択と処方

通院は計 5 回。医療機関によっては、初診と最終の診察を除く 3 回分については、オンライン診療

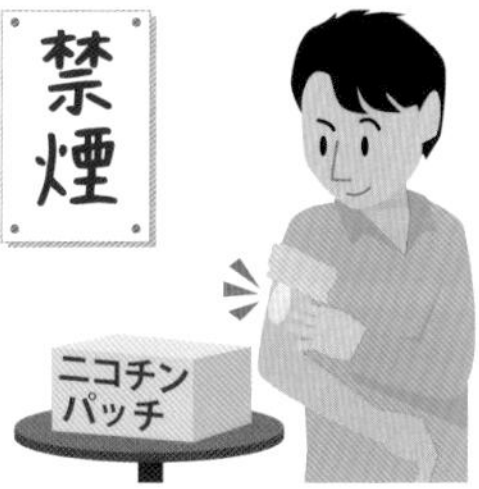

処方薬・市販薬は医師のもとで薬の整理を

処方薬や市販薬は、合法のものではありますが、使い方によっては依存が生じます。処方薬については、処方されている睡眠薬や抗不安薬がやめたくてもやめられない常用量依存と、過量服用による依存については分けて考えたほうがよいでしょう。

常用量依存の場合、「減らしたいけれど、減らせなくて困っている」ということを、処方をおこなっている医師に率直に相談してみましょう。必要最小限の服薬は続けているほうがよい場合もありますが、現状が多すぎると考えられる場合には少しずつ減薬していき、可能なら断薬します。数週間ごとに用量を4分の1ずつ減らしていく（漸減法）、毎日の服薬を1日置きの服薬にする（隔日法）、作用時間の長い薬に切り替えていく（置換法）などといった方法がとられます。また、似た作用があり、なおかつ依存を形成しにくい薬があれば、それに替えていくといった方法もあります。いずれにしても、医師のもとで減薬を進めていくことが必要です。

多くの医療機関にかかって薬を集めてまわったり、処方箋なしに購入できる市販薬を大量に買い込んだりして、過量服薬をくり返している場合には、薬物使用中心の生活から抜け出し、本来の生活を送れるように考えていくことが必要です。薬がなければやり過ごせないような悩み、生きづらさをかかえている場合が少なくありません。たんに「やめる／やめさせる」という姿勢で臨むのではなく、よりよい方法で対処していけるような支援が必要です。

薬物依存の診療ができる医療機関にかかり、心理社会的治療を受けるのも一法です。離脱症状や、過量服薬による症状が強ければ入院がすすめられることもあります。「もの」だけに頼らずに生きていくためには薬物のことだけでなく、さまざまな相談をできる場、相談できる人を見つけていくことも大切です。

「飲みすぎ」は少ずつ解消する

処方薬については、必要最小量の服薬は続けたほうがよいこともあります。しかし、その量をはるかに超えた服用が続いていれば、減薬が必要です。

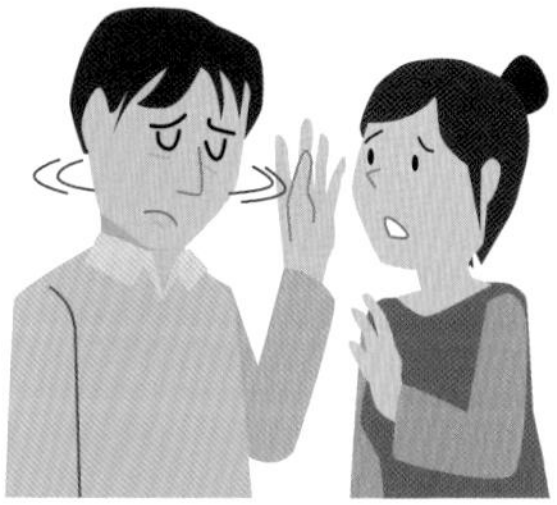

回復の一例

月30ヵ所以上のクリニックを受診し、睡眠薬や抗不安薬を入手。1日数十錠服用

ろれつがまわらない、ふらついて転倒する、車の運転で自損事故を起こすなど、トラブルが目立つようになった

家族が精神保健福祉センターで相談。説得の末、薬物依存の治療可能な医療機関を受診。減薬のしかたを指示されたが、うまく減らせない

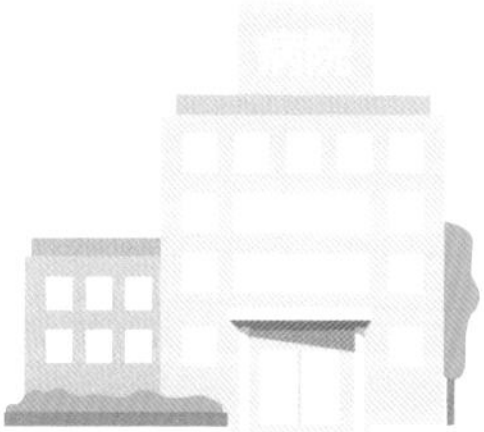

入院して減薬を開始。同時に病院で実施している治療プログラムに参加。離脱症状に対応しながら減薬していった

退院後、必要最小限の服薬は続けているが、職場に復帰し、トラブルなく過ごしている。週1回、自助グループに参加

減らした薬のかわりに飲酒をするのは危険

減薬を始めて不眠が強くなったときは医師に相談を。飲酒で代用するのは危険です。アルコールとベンゾジアゼピン系睡眠薬を併用すると、記憶障害、翌日の眠気、ふらつきのほか、呼吸抑制（呼吸数の減少など）を起こすおそれもあります。

アルコールと薬の成分の分解に使われる酵素は、重なることもあります。いっしょに飲むとそれぞれの分解が遅くなり、いずれの作用も単独で使用するより強く現れやすいのです。

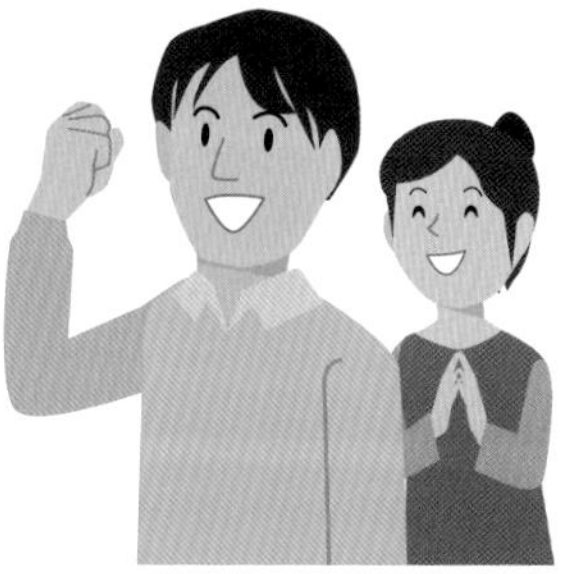

刑罰は、ときに回復の入り口に

違法な薬物を使っている使用者は、身近な人に知られないように秘密裏に使用を続けていることが多く、自分から相談したり、治療を受けようとしたりする人は決して多くありません。それでも、使用をくり返すうちに隠しきれなくなり、なにかトラブルを起こしたことをきっかけに、あるいは本人の使用を知っただれかが通報したことで、事件化する場合もあります。

違法薬物の所持・使用などを理由に検挙されたからといって、必ずしも起訴されるとは限りませんが、再犯の場合には、起訴され、裁判で有罪判決が下される可能性が高いでしょう。実刑となれば、刑事施設（刑務所や少年刑務所）に収容されることになります。しかし、刑期を終えて出所しても、再犯をくり返す人が多いという現実がありました。そうした現状をふまえ、2018年から開始されたのが、違法薬物の使用などに関する刑の一部執行猶予制度です。刑期中、刑務所などの施設で過ごす時間を短くするかわりに、保護観察期間を長くして、社会生活を送りながら依存からの回復を目指す取り組みを続けられるように支えていきます。違法薬物をやめられない人を罰するだけでなく、地域の医療・保健・福祉機関、自助グループやリハビリ施設などの民間団体が連携をはかりながら、回復を支えていこうという考え方に基づいているといえます。

違法薬物への依存は、事件化することで初めて治療に結びつく例も少なくありませんが、刑罰と治療は別の話です。

身近な人が本人の使用に気づいた場合、まず精神保健福祉センターなどに相談してみるとよいでしょう。使用に気づいたからといって通報の義務はなく、通報しないことに対する罰則はありません。医療機関にかかるとともに、自助グループや、リハビリテーション施設の利用も考えていきましょう。

薬物事犯で検挙された場合

違法薬物の使用は、犯罪行為として取り締まりの対象になります。
再犯を防ぐには、依存からの回復を助けていく必要があります。

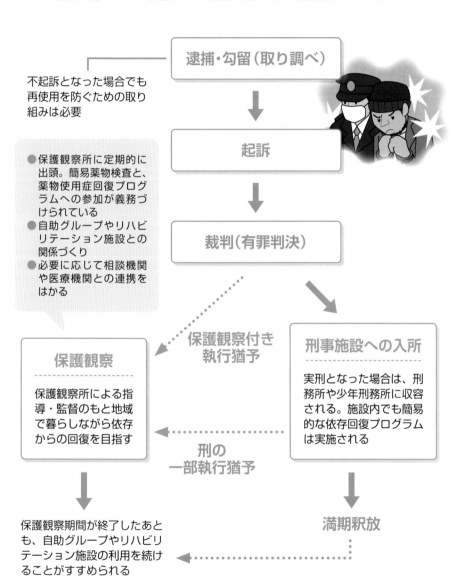

逮捕・勾留（取り調べ）

不起訴となった場合でも再使用を防ぐための取り組みは必要

↓

起訴

↓

裁判（有罪判決）

- 保護観察所に定期的に出頭。簡易薬物検査と、薬物使用症回復プログラムへの参加が義務づけられている
- 自助グループやリハビリテーション施設との関係づくり
- 必要に応じて相談機関や医療機関との連携をはかる

保護観察付き執行猶予 → **保護観察**

保護観察所による指導・監督のもと地域で暮らしながら依存からの回復を目指す

↓

保護観察期間が終了したあとも、自助グループやリハビリテーション施設の利用を続けることがすすめられる

刑事施設への入所

実刑となった場合は、刑務所や少年刑務所に収容される。施設内でも簡易的な依存回復プログラムは実施される

刑の一部執行猶予（刑事施設への入所 → 保護観察）

↓

満期釈放（→ 保護観察期間が終了したあとも…）

薬物依存向けの治療とは

　薬物依存に対する治療は、学びや気づきにより改善を促す心理社会的治療が中心になります。心理社会的治療の種類については、アルコール依存のところで示したものと同様です（↓P123）。

　アルコール依存、ニコチン依存と比較すると、薬物依存を専門に診療できる医療機関は少ないのですが、多くの精神保健福祉センターで、薬物依存に対する回復プログラムが実施されています。認知行動療法をベースにしたワークブックを用いて、グループで依存について学び、薬物使用を重ねないための手段を見つけていきます。

　薬物依存からの回復を目指すうえで、大きな力になるのは各種の自助グループや、ダルク（↓P110）をはじめとするリハビリテーション施設です。自宅で暮らしながら自助グループへの参加を続けている人、リハビリ施設に入所し、薬物との距離を置きながら自助グループが開催するミーティングに参加を続ける人など、さまざまです。

　なお、抗酒剤や禁煙補助薬のような依存治療に用いられる専用の薬はなくても、薬物療法がいっさいおこなわれない、というわけではありません。離脱症状が強い場合や、薬物使用の影響と考えられる精神症状が激しい場合などには、症状に合わせて、似た症状を示す精神疾患の治療に用いられる薬を使うことになります。

　依存の対象になっている薬がなんであれ、薬物に依存する人は、「人に頼ってよかった」と思える経験が少ない人が多いようです。負の感情をかかえこみ、がまんしたり、大丈夫なふりをしたりしながら生きてきたのであれば、自分の負の感情に気づき、適切に対処していくこと――ものではなく人に頼る練習をしていくことが、安定した回復につながるでしょう。心理的に孤立した状態を減らしていけるようなかかわりが必要とされています。

用語解説　SMARPP　せりがや病院（現神奈川県立精神医療センター）で開発された依存症治療プログラム。Serigaya Methamphetamine Relapse Prevention Program（せりがや覚せい剤依存再発防止プログラム）の略。

薬物依存に対する認知行動療法

精神保健福祉センターなどでは、認知行動療法をベースに組み立てられた依存回復プログラムが実施されています。

▼プログラムの流れ(例)

薬物使用時の状況や、自分の考えなどに気づく

↓

自分の考えが妥当か検討する

↓

現実的、より適切な考え方、行動のしかたを見出す

↓

どんなときに薬物使用をしたくなるか、自分の場合の状況やきっかけを探り、それを避けたり、薬物使用以外の方法で乗り切ったりする方法を探し、練習する

↓

薬物を使用しないことでできた時間になにをするか考え、計画し、実践する

↓

実際にどう過ごしたか、生活の様子を記録しておく（セルフモニタリング）

依存回復プログラムとは？

薬物依存に対しては*SMARPP（スマープ）というプログラムがよく用いられています。1回90分程度、週1回のペースで集まり、プログラム用に開発されたワークブックを使い、自分の考えを書き込んだり、ほかの参加者と意見交換を重ねたりしながら、依存からの回復を目指します。SMARPPは1コース24回が基本ですが、実施機関によってアレンジされている場合もあります。

その他、自助グループやリハビリテーション施設では、独自のリハビリテーション・プログラムを実施しているところもあります。

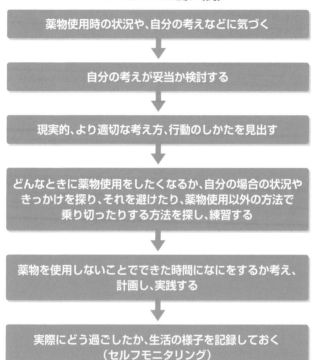

家族はなにができるか

家族は巻き込まれ、孤立しやすい

アルコール依存や薬物依存は、家族への影響が大きい病気です。飲みすぎ、使いすぎによるトラブルが増え、そのたびに「やめて」と懇願したり説得、叱責をくり返しても事態は変わらない、むしろ悪化していくばかりという声が聞かれます。身近な関係である人ほど、患者さんの言動に長年悩まされ、つらい思いをしていることが多いもの。いっしょに生活している家族の口から、「何度も別居や離婚を考えた」「消えてほしい、死んでしまえばいいと思った」などという言葉が聞かれることも珍しくありません。実際、家族関係が崩壊に至ることもあります。

外聞を気にする人も少なくありません。アルコールや薬物のせいでトラブルばかり続く家庭の状況をほかの人に知られたくないと思いから、近隣の人や友人、親戚などとのつきあいも疎遠になりがちです。いつの間にか家族全体が孤立し、患者さんの依存は進み、家族はうつ、不安、睡眠障害など、精神的な問題をかかえるようになることもあります。

依存の患者さんの家族は、患者さんを支えていく役割を期待される一方で、家族自身が支えを必要とする存在でもあります。まずは家族が、依存症に関する相談窓口などにアプローチし、相談してみましょう（↓P108）。

アルコール依存、薬物依存からの回復には、患者さん本人が治療を受けるだけでなく、身近な人、身近な家族が正しい知識をもって、よりよいかかわり方を続けていくことが大切です。患者さんも、そして家族の方々も、アルコールや薬物にふりまわされず、本来の自分たちの生き方を進めることを目指し、回復に向けて取り組んでいきましょう。

家族も支えを必要としている

アルコール依存、薬物依存は、使用者本人だけでなく家族を巻き込み、
家族の心身にも大きなダメージを与えることが多いもの。
家族にも周囲の支えが必要です。

▼依存者の家族の状況

	アルコール依存	薬物依存
体調の悪化	25%	67%
うつや不安を生じた	26%	67%
生活や仕事がうまくいかなくなった	33%	53%
金銭的に苦しくなった	3%	50%

（成瀬暢哉ほか「アルコール・薬物問題を持つ人の家族の実態とニーズに関する研究」2009 による）

家族にとって支えになること

●依存についての知識と、よりよいかかわり方を学べる場があること

●家族の状況を隠さず話し、相談できる場があること

●患者さん本人が治療を受け、回復に向けた取り組みを続けられる場があること

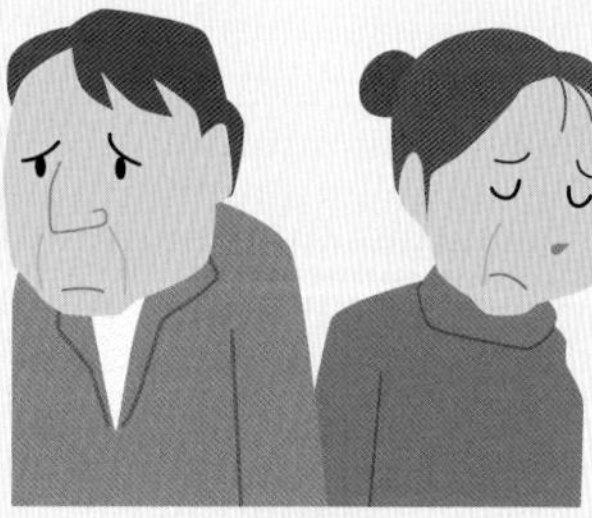

●患者さんの回復を焦らず、長い目で見守れるように支え合う仲間がいること

●家族自身の心身の健康を取り戻せること

⇒家族だけでも相談を（→ P108）

精神保健福祉センター　保健所　医療機関　自助グループ

「知ること」が力になる

アルコール依存も薬物依存も、そこから抜け出すための治療を進めるうえで、家族が協力的であることは大きな強みになります。

協力していくうえで最も重要なのは、「依存は脳の機能変化を伴う病気である」と、家族が理解していることです。依存の状態にある患者さんは、飲みたい、使いたいためにウソをついたり、ごまかしたりすることもあります。だからといって、本人を責め、叱責をくり返したり、全否定して突き放したりするのでは、問題は解決しないばかりか、回復の道から遠ざけることにもなりかねません。「『やめられない』のは病気の症状」ととらえたうえで、患者さんといっしょに対策を考えていくほうがはるかに建設的です。早い段階で対策を始めれば回復は早い、進んでいれば治療・療養に時間がかかることは、ほかの多くの病気と同じです。

一方で「病気だとしても、依存になるほど飲んだり、使ったりしてきた本人が悪いのではないか」と思う気持ちは消えないかもしれません。しかし、そもそもアルコールをはじめとする精神作用物質には依存性があること、さらにそうしたものの使用をくり返してきた背景には、自己評価の低さや、生きづらさがある場合も多いという理解が必要です。いずれも、本人の性格だけではなく、環境や経験に影響される面も大きいといえます。どうすれば「もの」に頼らずに過ごせるかを、いっしょに考えていくほうが回復につながりやすいといえるでしょう。

また、今後起こりうることについて知っておくことも大切です。本人が止める気がなく、このまま飲み続けたらどうするか、本人が再飲酒、再使用したときに家族はどう対応すればよいかなど、「知りたいこと」は次々に出てくるでしょう。自助グループの家族会などにも参加し、困ったときにすぐに尋ねられる「仲間」を見つけておけるとよいでしょう。

病気について知ることが基本

依存という病気が、困った事態を引き起こしているのだという理解があれば、より適切なかかわり方をしやすくなります。

「依存という病気のせい」というとらえ方

「やめられない」のは病気の症状という理解のうえで、具体的な対策を考えやすくなる

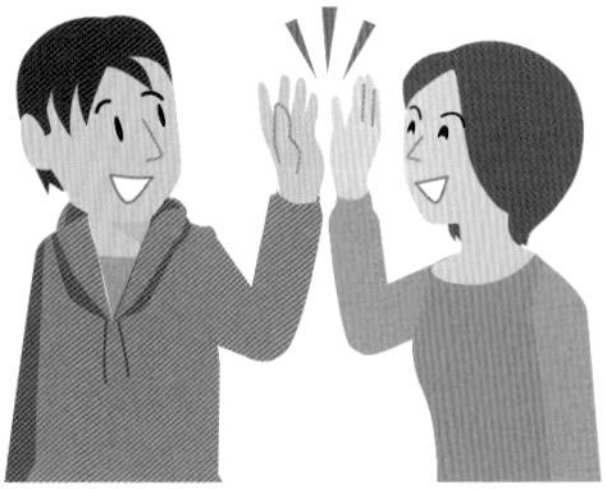

本人と家族が「依存」という同じ課題に向き合えるようになる

↓

病気を治療するにはどうすればよいか、考えやすくなる

「本人の性格や意志、道徳的な問題」というとらえ方

「やめろ」という説得、「なぜやめないのか」という糾弾、「自業自得」などという突き放しにつながりやすい

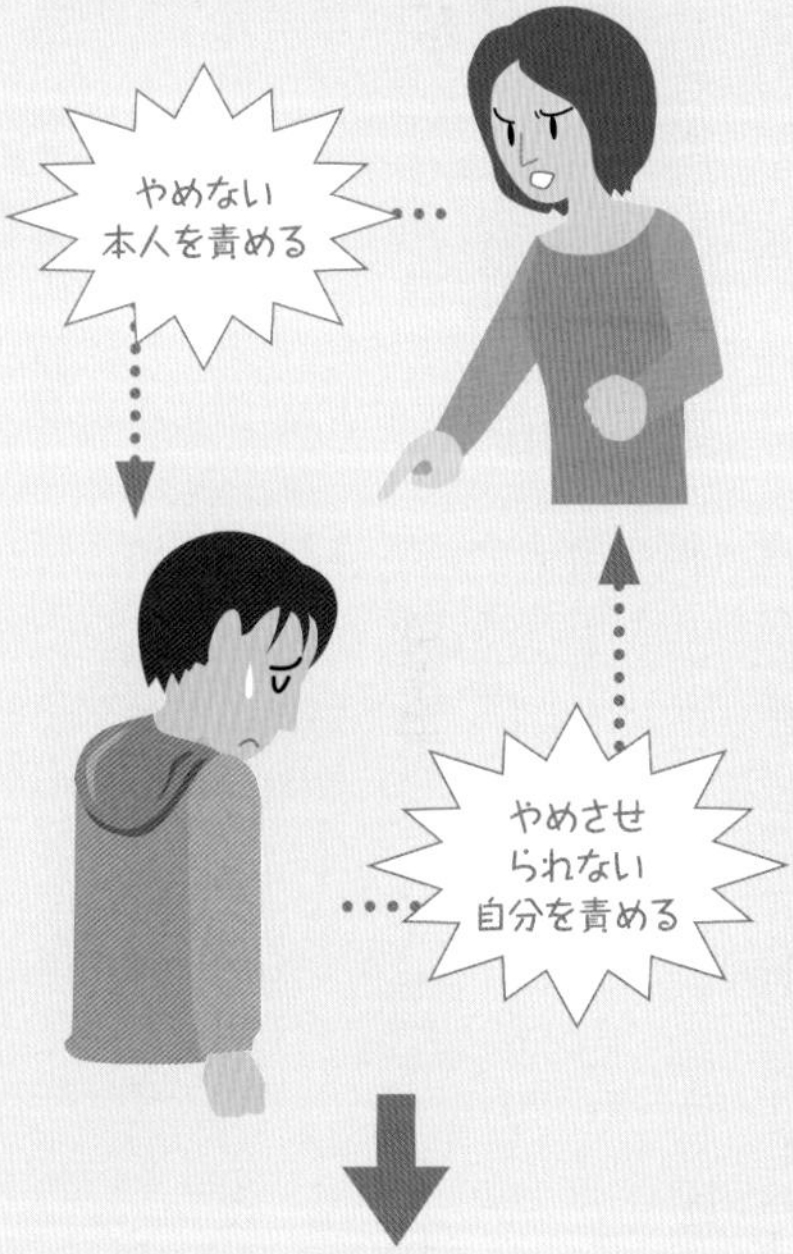
やめない
本人を責める
やめさせ
られない
自分を責める

↓

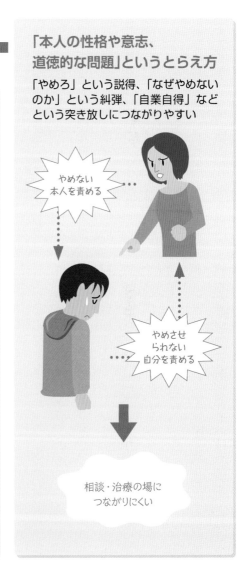

相談・治療の場につながりにくい

「世話の焼きすぎ」は避ける

家族の支えは患者さんの力になります。しかし、「患者さんのため」と思って家族が世話を焼く行為が、結果的に患者さんの依存行為を続けさせることにつながっている場合があります。よくみられるのは、飲酒や薬物の使用に伴って本人が起こした問題を家族が解決してまわる、料金の支払いや借金の肩代わりをする、「目の届かないところで飲んだり使ったりするよりは」と自宅での飲酒、薬の使用は黙認するなどといったことです。

依存行為に加担するような世話焼き行為をイネイブリング、それをおこなう人をイネイブラーといいます。患者さんの問題を家族が自分のことのように感じていたり、意見したくても、反発をまねいたり逆に追い詰めてしまうのではないかと不安で、本人に言いたいことを言えなかったりすると、イネイブリングが起こりやすくなります。また、外聞を悪くするようなことは絶対に避けたいと家族が思っている場合なども同様です。

自分と患者さんを同一視せず、自分は自分、相手は相手と、気持ちを切り替えていきましょう。生活面でも経済面でも、際限なく世話を焼くのは控えます。本人が責任をとるべきことは、本人に後始末をさせることが、本人が問題の大きさに気づき、行動の変化を促すきっかけにもなります。

見守ることと世話を焼くことの線引きが、わからなくなることもあるでしょう。家族の間で意見が割れる場合もあります。家族のメンバーによって対応が違う、日によって対応が変わるのは、よいかかわり方とはいえません。イネイブリングを避け、より適切にかかわりを続けていくためには専門家に相談するのがいちばんです。本人が落ち着いているときに、本人と家族が全員で、できること、できないこと、できてもしないことなどを話し合い、情報を共有しておくことも大切です。

用語解説　イネイブリング　enabling。飲酒や薬物使用の継続を「可能にする＝enable」おこないをいう。世話焼き行為

家族が陥りやすい状態

本人の依存に関する行動を助長しているかかわり方を減らし、
よりよいコミュニケーションを増やすことが、
本人が治療につながるチャンスを増やします。

▼「共依存」になることも

依存の家族をもつ人のなかには、「しかたなく世話をしてきた」という人だけでなく、世話を焼くことに自分の存在意義を見出している人もいます。

患者さんが回復したら、自分はなにをすればいいかわからない、自分が存在する意味はなくなってしまう――そんなふうに感じ、せっせと世話を焼き続けるのが共依存の関係です。

「本人にまかせる」ということがしにくく、世話焼き行為をやめにくいようなら「共依存」の関係に陥っていないか、ふり返ってみることが必要です。

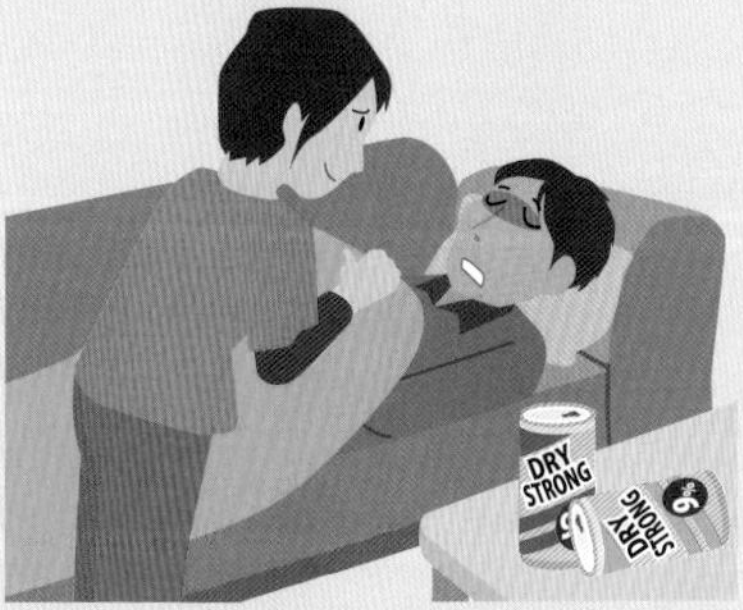

よくみられること

- トラブルのしりぬぐい
- 先回りしてトラブルを防ぐ（試行錯誤を通じて本人が自信をつけていくチャンスを奪ってしまう）
- 自尊心を傷つける言い方、なじったり、糾弾したり、バカにする
- 本人の言動を重く受け止めすぎて、自分を責める

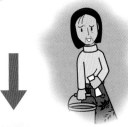

↓

目指したいこと

- しりぬぐいせず、できないことははっきり断る
- 本人の言葉そのものより、気持ちを受け止める
- がんばっているところをみつけて具体的にほめる

けんかせずに話せる工夫を

アルコールや薬物に関連するトラブルが起こるたびに、「もう飲まない」「もうやめる」と言うものの、すぐにまた同じようなことをくり返しているようなら、治療が必要な状態と考えられます。ぜひ受診をすすめてください。ただし、アルコールや薬物の影響下にあるときに受診を促しても効果はなく、むしろ反発をまねくだけに終わる可能性が高いでしょう。「目がすわる」「声が大きくなる」など、経験的に家族が知っているトラブルの前兆がみられるときは静観し、本人がしらふの状態に戻ったときに働きかけるようにします。

アルコール依存の人の家族向けに、アメリカで開発されたCRAFT（クラフト：コミュニティ強化と家族トレーニング）というプログラムがあります。専門知識のあるスタッフのもとで、家族が患者さんとけんかせずに、治療をすすめる方法を学んでいくためのプログラムです。アメリカの調査では、家族がこのプログラムを受けることにより、70％前後の患者さんが治療の開始に至ったという報告があります。日本でも、依存症の人の家族向けの支援プログラムに取り入れられていることがあります。薬物依存の場合も同じように活用できます。

CRAFTプログラムでは、建設的な対話の進め方のコツを示しています。「『私』を主語にする」「肯定的な言い方をする」「簡潔・具体的に言う」「自分の感情に名前をつける」「責任の一部を引き受ける」「支援を申し出る」のがポイントです。

また、患者さんがしらふのときには「冷静に話ができてうれしい」と伝えたり、治療がうまくいかないときには「そういうものだから、悲観することはない」などと理解を示したりすることも心がけていきましょう。本人のよい面に目を向けたコミュニケーションが、患者さんの治療への気持ちを強化することがわかっています。

建設的なコミュニケーションをとるために

本人が治療を拒んでいたり、本人とうまくコミュニケーションがとれないというときには、次のような点に注意して会話を重ねてみましょう。

『私』を主語にする

○ 私は、あなたの健康が心配なんだ

× そんなことばかりしていたら、体を壊すに決まっている

肯定的な言い方をする

○ お酒(薬)をやめれば体調はよくなるよ

× やめないかぎり、なにをやってもダメ

支援を申し出る

○ 飲まずに(使わずに)すむように、私ができることはある？協力したい

簡潔・具体的に

○ いっしょに○○病院に行こう。明日○時に予約してあります

責任の一部を引き受ける

○ あなたにさびしい思いをさせたのは私にも責任がある

自分の感情に名前をつける

○ ウソをつかれて悲しかったな

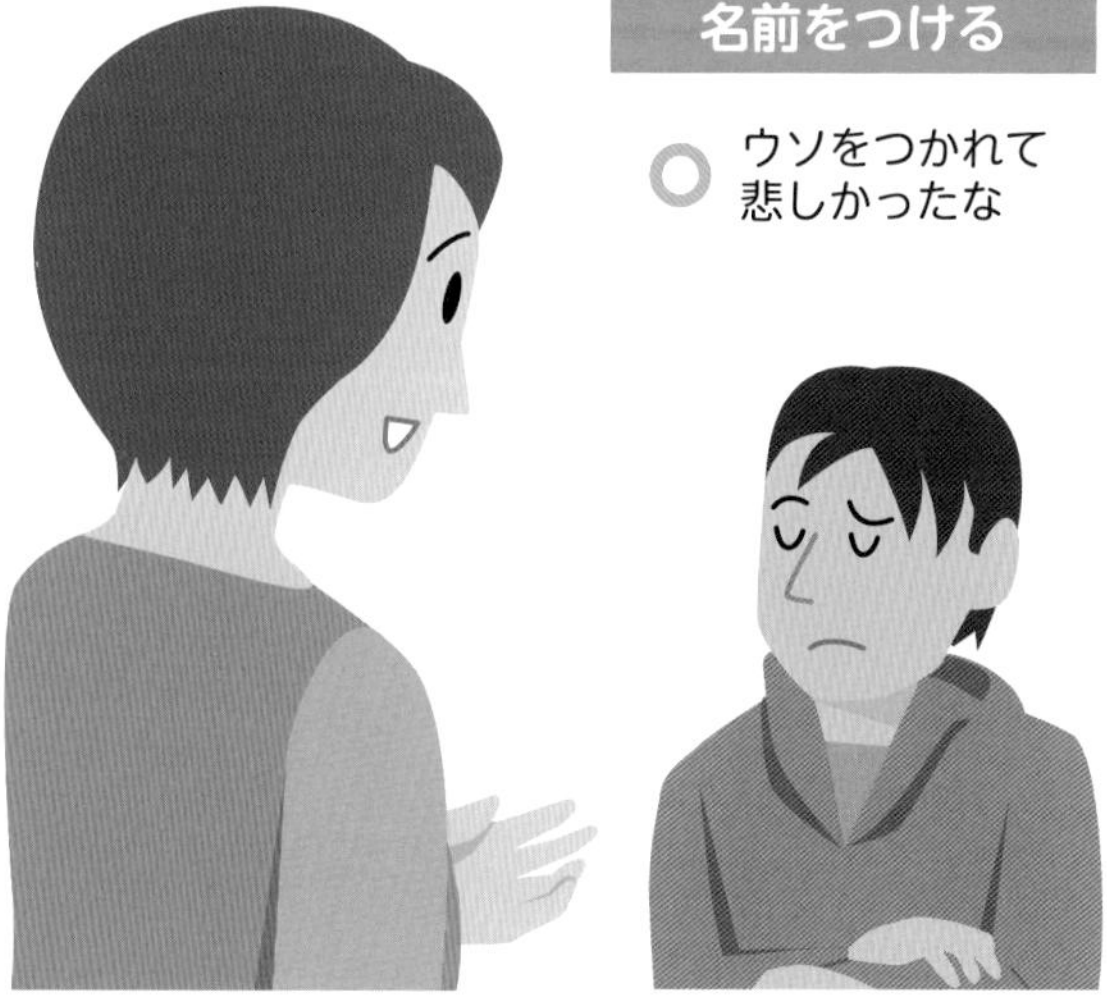

本人が落ち着いた状態のときを見計らって声をかけるようにする

▼家族会への参加で、よいかかわり方が増える

断酒会や家族向けの自助グループに参加している人は、よいかかわりが増え、よくないかかわりが減っていくと報告されています。そうした傾向は、参加している期間が長い人ほど顕著です。

「楽しい時間」を増やしていこう

アルコールや薬物に関連するトラブルが続いている間は、「楽しい」と感じる時間などないかもしれません。なんとか本人が回復を目指した取り組みを始められたとしても、家族としては本人がきちんと通院しているか、自助グループなどに参加しているか、アルコール依存の場合は治療薬を飲んだか、健康的な生活を送れているかなど、不安や心配はつきないかもしれません。

心配ではあっても、探り出そう、聞き出そうとするより、本人ができることはできるだけ本人にまかせていくとよいでしょう。そのうえで、きちんとできているようならほめていっしょに喜ぶ、うまくいかないときにも責めずに良い面をみつけ、それに気づかせるようにします。「飲まない、使わないほうがよい」と思えれば、本人の治療を続けるモチベーションは高まります。

患者さんとのコミュニケーションがうまくとれるようになり、ある程度「まかせておこう」という気持ちをもてるようになったら、家族も好きなことをして生活を楽しむようにしましょう。

依存をはじめ、心のトラブルをかかえた人がいると、どうしても家庭の雰囲気は暗くなりがちです。家族が息をひそめて自分の様子をうかがっているのでは、本人も気詰まりです。家族が楽しそうにいきいきと暮らしているほうが、患者さんの気持ちは楽になることも多いものです。外出する機会を増やす、友人に会いに出かける、趣味を楽しむなど、人生に彩を添える方法はいろいろあること、決して「酒だけ」「薬だけ」ではないことを、家族が率先して示していくのも大切です。

リハビリテーションは一生をかけて続けていくもの。ご家族もご自身の人生、ご自身の生活を大切にして、持続可能なやり方で患者さんへの支援を続けていきましょう。

家族もストレスを解消していく

家族がストレスをかかえこんでいると、本人に不安・不満をぶつけたり、逆に本人の要求に従うだけになったりしやすいもの。自分のストレスはうまく解消していきましょう。

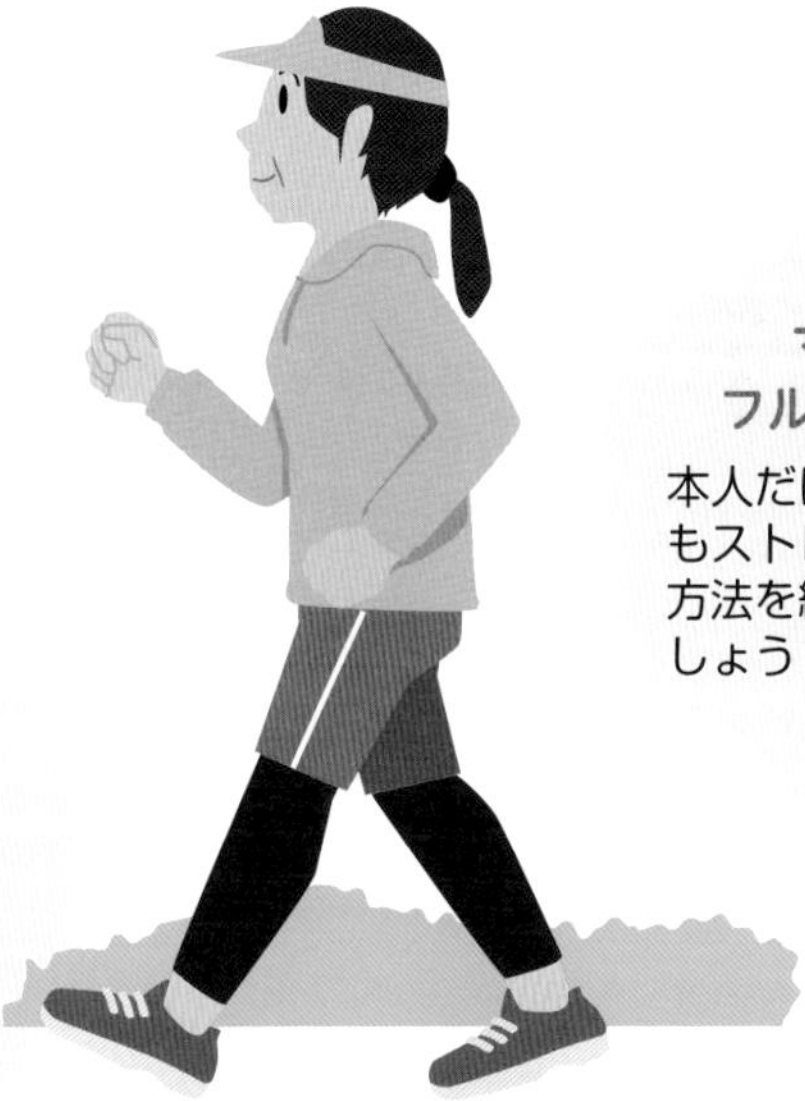

運動する

あれこれ考え込んでつらくなるときは、積極的に体を動かしましょう。

マインドフルネスの練習

本人だけでなく、家族もストレスを受け流す方法を練習しておきましょう（→P113）。

「自分が好きなこと」はあきらめない

趣味の活動を控えてまで、本人に尽くそうとするのはやめましょう。自分には自分の人生があると割り切ることも大切です。

▼「話を聞いてもらう」のがいちばん！

だれかと話すことは、ストレスを解消する最良の手段です。しかし、家族にとって最大のストレスは、本人の依存に関する問題である場合がほとんどです。仲のよい友人・知人であっても打ち明けにくかったり、話しても理解されなかったり、的外れな反応にかえって傷ついたりすることもあるでしょう。

依存についてよく知る人に話を聞いてもらうのがいちばんです。相談機関、自助グループの家族会などに積極的に参加しましょう。

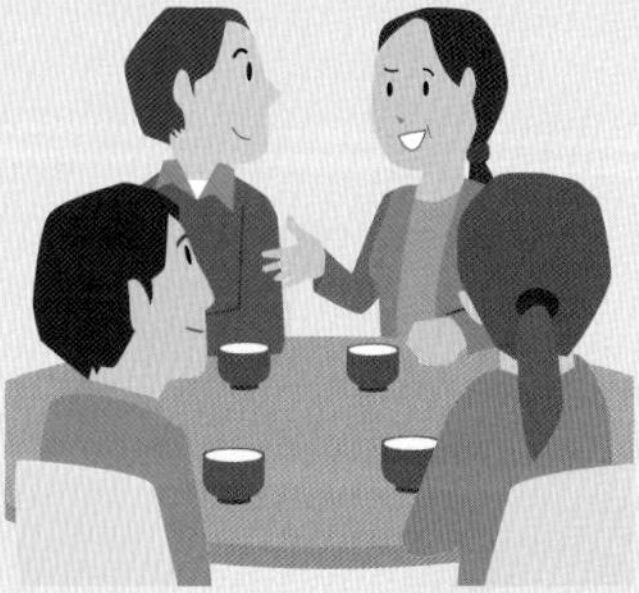

回復の道は長く続く。失敗してもあきらめないで

column

回復とは「もの」に頼らず、ふりまわされずに生活し、人間関係を築いていくこと、気持ちを整えられるようになること、生きがいを見出せるようになることです。

それには時間がかかります。早く仕事に就いてほしい、働いてほしいと周囲の人が思うのは当然です。しかし、回復を急ぐと支援機関との関係が途絶えたり、ストレスが強くなったりして再発することもあります。

再飲酒、再使用を始め、治療に挫折したかのようにみえることもあります。薬はやめたがアルコールの問題がひどくなったなど、別のものに移ることも少なくありません。見守ってきた家族はがっかりして、「やはりだめだ」とあきらめて突き放したり、距離を置いたりしたくなるかもしれません。

しかし、依存からの回復は一直線には進まないのはごく普通のことです。再飲酒、再使用がみられても「まあ、そういうものだよね」と思っていてください。本人の人間性の問題ではなく、病気そのものの性質ですから、責めたり、家族が責任を感じたりする必要はありません。

依存からの回復には、「あきらめないこと」がとても重要です。再飲酒、再使用をくり返しても、「今度こそ」とやめる取り組みを再開できれば、確実に回復に向かっていきます。

そのためには、本人が「失敗」を隠さず、「またやっちゃった」と話せるような関係や、打ち明けられる場の存在は重要です。支援の場を広げるのはそのためでもあります。

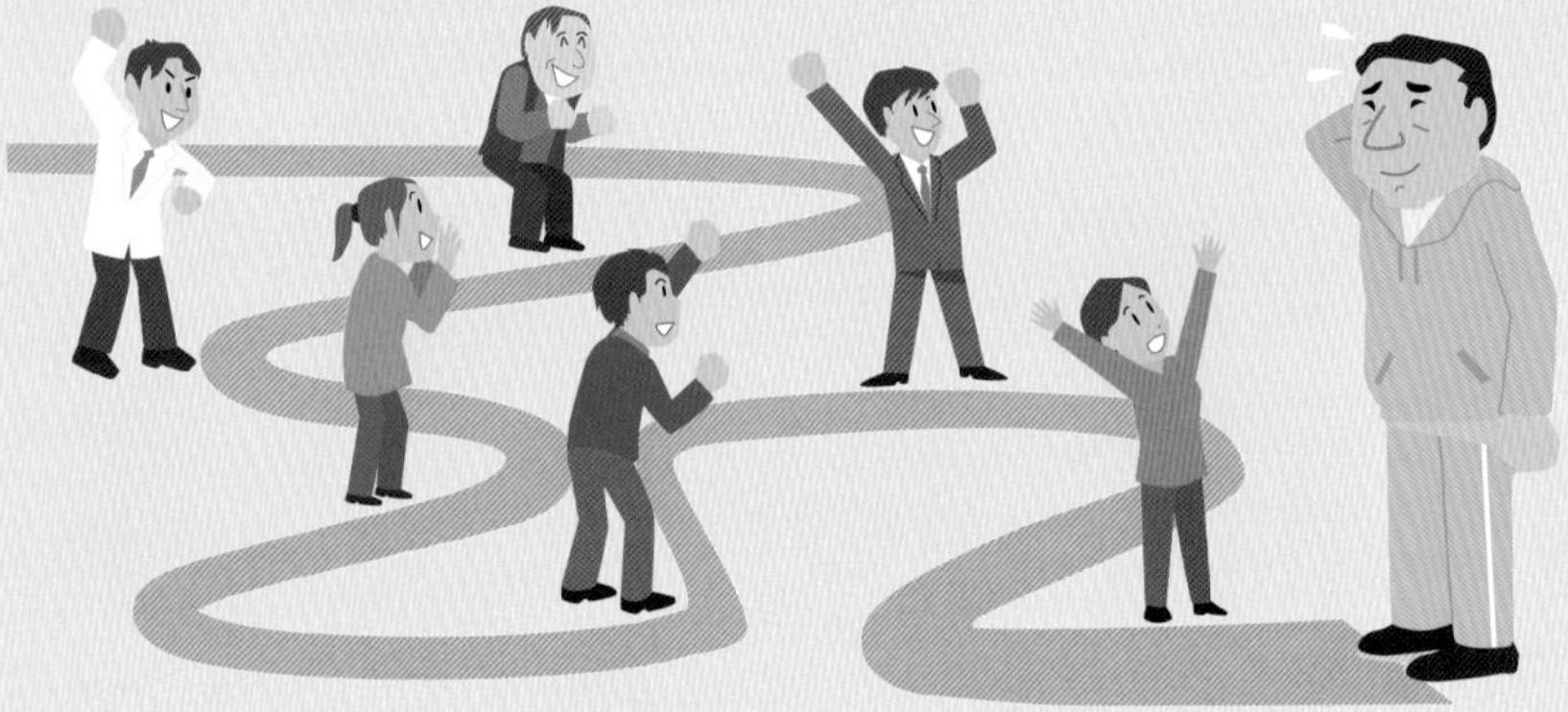

参考文献

『物質使用症又は嗜癖行動症群　性別不合』(中山書店)
樋口進／神庭重信・編集　松下正明・監修

『今すぐ始める　アルコール依存症治療』(法研)
樋口進・著

『新アルコール・薬物使用障害の診断治療ガイドライン』(新興医学出版社)
新アルコール・薬物使用障害の診断治療ガイドライン作成委員会・監修

た行

な行

は行

ま行

や行

ら行

索引

アルファベット

あ行

か行

さ行

■監修

樋口 進（ひぐち・すすむ）

独立行政法人国立病院機構久里浜医療センター名誉院長・顧問

昭和54年東北大学医学部卒業。米国立保健研究所(NIH)留学、国立久里浜病院臨床研究部長、国立病院機構久里浜医療センター院長などを経て現職。ゲーム依存、ギャンブル依存などの行動嗜癖、アルコール関連問題の予防・治療・研究などを専門とする。2011年に国内初のネット依存治療専門外来を設立。WHO専門家諮問委員、行動嗜癖に関するWHO会議およびフォーラム座長、厚生労働省アルコール健康障害対策関係者会議会長、同省依存検討会座長(2013年)、内閣官房ギャンブル等依存症対策推進関係者会議会長、国際アルコール医学生物学会(ISBRA)理事長、国際嗜癖医学会(ISAM)アジア地区代表、国際行動嗜癖研究学会理事などを務める。

ウルトラ図解

アルコール依存・薬物依存

2024年2月26日　第1刷発行

監 修 者　樋口 進

発 行 者　東島俊一

発 行 所　株式会社 法 研

〒104-8104　東京都中央区銀座1-10-1

http://www.sociohealth.co.jp

印刷・製本　研友社印刷株式会社

0101

ISBN 978-4-86756-086-0 C0377　定価はカバーに表示してあります。

乱丁本・落丁本は小社出版事業課あてにお送りください。

送料小社負担にてお取り替えいたします。